ちくま文庫

承認をめぐる病

斎藤環

筑摩書房

承認をめぐる病　目次

精神医学へのささやかな抵抗

承認をめぐる病

章扉イラスト・ふみふみこ

はじめに

「承認」と「コミュニケーション」。最近、この二つの問題について考えることが多くなった。

つきつめて考えるなら、「ひきこもり」にしても「ニート」にしても、あるいは、いわゆる「新型うつ」から就活の悩みの相談に至るまで、どこにでもこの問題がみてとれる。今思い返せば、若い世代の就労動機が、もはや「生活の糧」を稼ぐことなどよりも、はるかに「承認」寄りになっていることに気づいたことが重要なきっかけだった。そう、彼らは食べるために働くのではない。他者から承認されるため、いまある承認を失わないために働くのだ。

果たして、この認識は本当に正しいのか。大学は言うまでもなく、講演会やシンポジウムなどで若者と話す機会はしばしばあるが、私がどれほど「若者の承認依存」や「コミュ力偏重」について挑発的に語っても、彼らはうなずくばかりでほとんど反論してこない。ツイッター上でも同様で、同意されることはあっても否定されたことはない。どうやら私の認識は〝とんでもない見当違い〟というわけでもなさそうだ。

他者の許しがなければ、自分を愛することすら難しい。承認依存とは、つまるところそういうことだ。それは困ったことかもしれないが、だからといって、その風潮をただ批判してもはじまらない。彼らがコミュニケーションと承認に依存していく過程には、強い必然性がある。つまり〝そうなるより仕方なかった〟という構造的必然である。私が懸念するようなリスクを上回るベネフィットがあるからこそ、この風潮は盤石なのだ。

　ならば、どう考えるべきなのか。

　こうした構造的必然に抵抗するさい、私が取り得る抵抗のための戦略は、常に「分析」である。「ひきこもり」しかり「母と娘」問題しかり、「ヤンキー」しかり。人々の無意識は常に〝目の前〟にある。あまりに自明すぎて、常に視野から逸れていってしまうもの、それこそが、私の考える無意識だ。

　そうした無意識のありようを見極め、可能な限り精密に記述し、その依って来たるところを分析し解釈すること。さらに可能であれば、その時点での対案なり対策なりを示すこと。そうすることが、すぐに役立つとは思わない。しかし、問題の所在に気づき、その〝解決後〟を想像してみることは、確実に解決可能性を高めてくれるだろう。

もちろん本書が扱う話題は「承認」のみに限定されない。うつ病から家庭内暴力、解離からキャラと、かなり多種多様な話題が取り扱われている。中には皮膚科専門誌からの依頼原稿といった変わり種もある。一見無関係にみえて、そのどれ一つとして「承認」につながらない問題はない。そのような意味で「承認」は、本書の通奏低音である。本書のタイトル『承認をめぐる病』にはそうした含意がある。

私が求めるものは「承認」よりも「関係」であり、「コミュニケーション」よりも「ダイアローグ（対話）」である。さしあたりそれらは、構造的必然を超えるための理想でしかないが、この現在を〝病み抜ける〟ための道標として念頭に置きつつお読みいただければ幸いである。

思春期解剖学

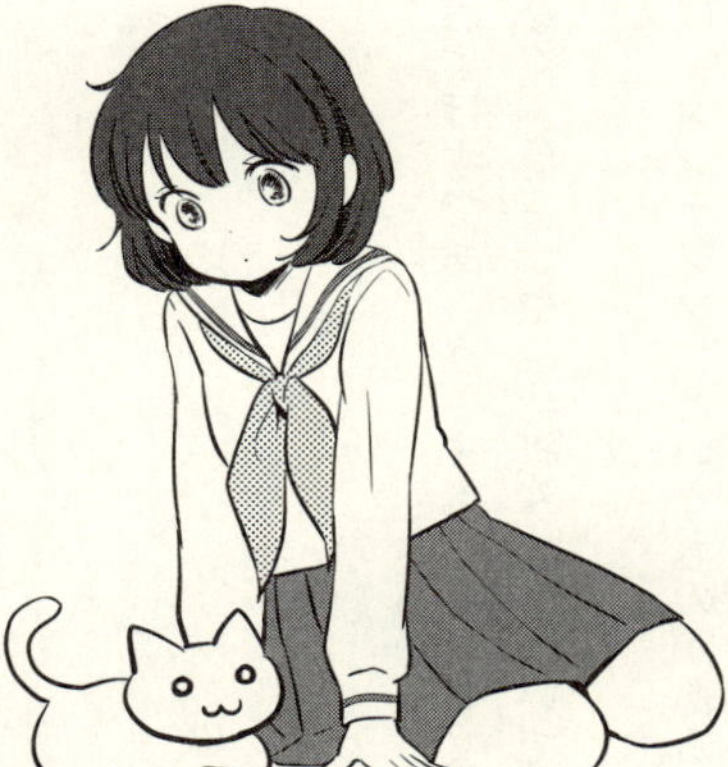

1　若者文化と思春期

コンテンツ＝コミュニケーション

本章では、思春期の人格形成に多大な影響をおよぼすであろうさまざまな若者文化、言い替えるならサブカルチャーの「中身」ではなく「構造」や「仕組み」について考えてみたい。

サブカルチャー領域でしばしば使われる言葉に「コンテンツ」というものがある。文字通り「内容」を意味する言葉であり、「メディアとコンテンツ」「アーキテクチャとコンテンツ」といった対として用いられることが多い。例えば、テレビやラジオはメディアであり、番組はコンテンツである。

この言葉が重要なのは、サブカルチャーにあってはしばしば、メディアとコンテンツの境界線がはっきりしない事態が起こりがちであるからだ。むしろ「メディア＝コンテンツ」とすら言いうる事例が少なくない。とりわけネットの爆発的な普及以降、その傾向はますます強まっている。

例えばオンラインゲームにおいては、仮想世界を冒険するという設定のもとで、実は他の参加者とのチャットを楽しむことのほうが主目的であったりする。この場合はむしろ、ゲームそのものがコミュニケーションのメディアとして機能している。複数の参加者のもと「相互性」が重視されるコンテンツにあっては、これは一般的な傾向であると言ってよい。

これに限らず、若者のサブカルチャーにおいては、コンテンツとコミュニケーションが相互浸透的な関係にあって明確に区分できない場合がしばしばある。コンテンツはコミュニケーションの「ネタ」として消費される一方で、コミュニケーションからさまざまなコンテンツがもたらされる例もある。

後者については、例えば小説『電車男』（新潮社、二〇〇四年）の例がある。巨大匿名掲示板に書き込まれた真偽の定かではない体験談に、多くの読者が反応し、その反応を取り込んでリアルタイムで感動的な物語が生成していく。物語は小説化、マンガ化され、ついにはテレビドラマや映画にもなった。これは「コミュニケーションから派生したコンテンツ」の典型例である。ウェブ上に書き込まれるマンガ、小説などには、こうした相互性を取り込んで作られたものがいまなお少なくない。

ある音楽ソフトである。メロディーと歌詞を入力することでサンプリングされた声優の声を元に歌声を合成して〝歌わせる〟ことが可能だ。しかしツインテールの美少女としてキャラ化された彼女は、単なる楽器を超えた人気を博し、その名を冠したコンサートが繰り返し開催されている。同じように美少女キャラを前面に出したボーカロイドは数多くあるが、依然として「初音ミク」だけは突出した人気を集めている。

もっともポピュラーなその実用例は、初音ミクと他の音楽ソフトを組み合わせて楽曲を作り、それを動画投稿サイトにアップロードする、というものである。よい曲であればさまざまな反響が寄せられ、曲に合わせたPVが作成され、新たなアレンジの曲が作られ……と、複数の匿名の作り手が共同で作品を育てていく過程がきわめて興味深い。いわゆるN次創作が自明の前提となっているのだ。そこから生まれた人気曲がCD化されてチャートインすることももはや珍しくない。ここにも「コンテンツ＝コミュニケーション」の回路があることだけは疑い得ない。

しかし「初音ミク」の例はいささかマイナーで特異すぎると言われるかもしれない。ならば「AKB48」ならどうだろうか。彼女たちの歌は知らなくとも、その存在については誰もが知っている日本一のアイドルグループ。その人気ぶりは、いまやファンならずとも主要メンバーの名前くらいはそらんじていなければ、若者同士の日常会話にすら支障をきたすと言われるほどだ。

おそらく旧来の「アイドル」概念で彼女たちを理解しようとしてもうまくいかないだろう。せいぜい「昔のアイドルのほうが輝いていた」「多すぎて誰が誰やらわからない」「曲のよさがわからない」といったありきたりな感想しか出てこないはずだ。うがったところで「秋元康という〝鵜飼い名人〟が搾取する〝芸能界野麦峠〟」くらいが関の山か。つまりこれが「コンテンツ批判」の限界である。

「AKB48」と「キャラ消費」

ＡＫＢ48を理解するには、彼女たちの人気を支えているシステムのほうを理解する必要がある。つまり「コンテンツを支えるアーキテクチャ」を理解しなければ、その存在の意味するところはわからない。

例えば、楽曲のＣＤをいかに売るか。

ＡＫＢ48関連の商品では、握手会や投票権などのノベルティを付けることで、ファンがＣＤなどの商品を複数買いするようにしむける手法がよく知られている。例えば、同一タイトルのＣＤを複数仕様にする、商品に多種類の生写真などを添付する、商品一点ごとに握手会や個別写真会、個別サイン会、ハグ会、各種投票への参加券を付ける、などがある。

いわば虚構の消費を徹底すればするほど、現実《リアル》（のアイドル）に介入できる、という仕組みだ。ＡＫＢ48をチャートの常連にしたのは、楽曲のよさ以上に、こうした流通システムによるところが大きいとされる。そう、ここにも「コンテンツ＝コミュニケーション」の回路があるのだ。

こうした商法についてはもちろん批判もあるが、手法としてはすでに多くの前例があり、一概に否定はできない。とはいえ、ここまで露骨なファンの囲い込みについては、いささか問題なしとしない。しかし〝ＡＫＢ商法〟の巧妙さは、実はそればかりではない。

そこには現在の思春期をとりまくさまざまな問題が、構造的にはめ込まれ、応用すらされているのである。

例えば、ＡＫＢ人気の最大の要因は、それがアイドルの「キャラ消費」システムであるという点だ。どういうことだろうか。

一般にアイドル人気は、顔の美醜をはじめとする身体的スペックや、歌唱力や演技力を含む各種のスキルなどに依拠するところが大きい、と誤解されがちだ。しかし実際には、人気の維持において最も重要なのは、アイドルの「キャラ」なのである。「キャラ」とは「キャラクター」の省略形である。日常的には「キャラが立つ」「キャラがかぶる」などのように使用される。マンガ好きの麻生元総理が使って有名になったが、もともとはマンガやお笑い業界などで使われていた言葉だ。

キャラクターといっても、必ずしも「性格」を意味しない。「キャラ」は本質とは無関係な「役割」であり、ある人間関係やグループ内において、その個人の立ち位置を示す座標を意味する。それゆえ所属集団や人間関係が変わると、キャラまで変わってしまうことも珍しくない。

ＡＫＢに関して言えば、もちろん各メンバーにあらかじめ固定的なキャラが割り振られているわけではないが、大島優子が〝おっさんキャラ〟、高橋みなみが〝すべりキャラ〟、板野友美が〝ギャルキャラ〟といった形でおおよそのキャラが自然発生的に立てられている。

このような「キャラ化」は、なにも芸能界に限った話ではない。むしろ思春期事例の治療相談においては、「キャラ」の理解なくしては、彼らの悩みに共感すること自体が難しくなってしまう。

例えば「キャラ疲れ」なる言葉がある。二〇一〇年一一月二〇日付朝日新聞朝刊に

「キャラ演じ疲れた」というタイトルの記事が掲載されていた。それによれば、多くの子どもたちが、クラス内で割り振られたキャラを演じ続けることに疲れを感じはじめているのだという。

ありがちなキャラの類型としては、「いじられキャラ」「毒舌キャラ」「おたくキャラ」「天然キャラ」などが知られているが、先述したように、それらは必ずしも、本人の性格と一致するわけではない。かといって、まったくかけ離れたキャラを誰かから強要される、というわけでもない。クラス内のコミュニケーションを通じて、半ば自然発生的にキャラの棲み分け、ないし振り分け――「キャラがかぶる」ことがないように――がなされ、クラス内での位置づけが決定されるのである。

いったん決定されたキャラは、個人の意思で変更することは難しい。はなはだしい場合には、キャラに相応しくない行動をすることでいじめの標的にされる場合すらあるという。さらに厳しいのは、クラス内においてひとたび「いじられキャラ」などと認定されれば、少なくとも次のクラス替えまでは「いじめ」や「いじり」の対象を免れない、ということだ。いじめの根絶が難しいのは、子どもたちが、たとえ「いじられキャラ」という役割設定であっても、どこにも居場所がなくなるよりはまし、と考えがちだからだ。

要するに彼らにとって「キャラ」とは、しんどくもあるが、それなしでは生きていけない〝仮面〟なのである。〝素顔〟とはちょっとだけずれた〝仮面〟だ。

このように〝キャラ〟という視点から見ると、AKB48のちょうど一クラスぶんに当たる〝人数〟や、彼女たちの〝成長過程を見せる〟という戦略がいかに巧妙なものであるかがよくわかる。

AKBではさらに「チームA」「チームB」といったサブグループがあり、それがキャラ分化をいっそう容易にしている。キャラ化において重要なのは関係性であり、下位分類を含む四〇人程度の集団は、キャラの多様性を一気に把握するうえで、格好のサイズなのだ。

スクールカーストと「AKB総選挙」

キャラの分化を強力に促進するもう一つの要因が「序列化」である。

教室における序列化を考える際、理解しておくべき背景が二つある。「スクールカースト」と「コミュニケーション偏重主義」だ。

スクールカーストとは、いわば「教室内身分制」である。新学期の教室内では、しばしば複数のグループ（同質集団）が発生する。グループ間にははっきりとした上下関係があり、極端な場合、個々の生徒たちは、グループを超えて交流することはまずないとされる（土井隆義『キャラ化する／される子どもたち―排除型社会における新たな人間像』岩波ブックレット、二〇〇九年）。ちなみに「キャラ化」はこうした同質集団内でなされることが多い。

それでは、何がスクールカーストの序列を決定づけているのか。「コミュ力」、すなわち「コミュニケーション・スキル」である。ただし、ここでいう「コミュ力」とは、場の「空気が読め」て「笑いが取れ」るような才覚のことを意味している。

カースト最上位のグループは、自分は一切いじられることなく、ほかの生徒をいじって笑いが取れるエリートの集団だ。中間層グループは、適切に空気を読んで、いじる側、笑う側に荷担しようとするギャラリーである。そして最下層を占めるのは、スキルが低いために他の生徒に絡むことが不得手で、いじられ、笑われ、あるいはときにいじめの対象となるような生徒たちだ。

こうした序列化もまた、「キャラ」と同様、自然発生的に決定づけられる。教師はこうしたカーストの存在を認識していない場合もあるが、むしろその存在を認めたうえで、積極的にクラス運営に活用している場合すらあるという（鈴木翔『教室内《スクール》カースト』光文社新書、二〇一二年）。

話を戻すなら、実はＡＫＢ48もまた、こうした「序列化」を意図的にシステムに取り込んでいる。それが年に一度開催される「ＡＫＢ総選挙」だ。開票の過程はテレビ中継され、結果はＮＨＫニュースでも報道されるなど、いまや「国民的行事」とすら呼ばれる一大イベントである。

要はファンによる人気投票なのだが、選抜メンバー中上位一二名は「メディア選抜」としてテレビ番組や雑誌などのプロモーションに出演することが可能になる。また上位二一名は「選抜メンバー」としてシングル曲を歌う権利を獲得する。二二位以下は、その名も「アンダーガールズ」と呼ばれる下位集団に所属させられることになる。つまり総選挙とは、ＡＫＢメンバーの序列を決定づける、きわめて重要な行事なのだ。

こうした序列化の手続きによって、キャラを決定づけるための要因はいっそう複雑化し、メンバーのキャラ分化もいっそう細やかなものへと進化する。スクールカーストがキャラ分化を促進するのと同様のメカニズムだ。

ＡＫＢは、集団力動にサブグループや序列化という構造的力動を加味することで、各メンバーのキャラを固定化し可視化するための巧妙なシステムを作りあげた。ファンを動かすのは、単に彼女たちのキャラを消費したいという欲望ばかりではない。投票による序列化を介して、直接「推しメン」(自分が支持しているメンバー)のキャラ形成に関わりうることが、彼らをいっそう強く動機づけるのだ。これはある意味究極の「キャラ消費」システムであり、現時点においてはアイドル消費の最終進化形なのである。

ＡＫＢが思春期の男子のみならず女子にも人気があること、ここ数年は国民的アイドルとしてほぼ不動の人気を維持し続けていること、などの背景には、こうした「キャラ消費」の視点が不可欠である。仕掛け人とされる秋元康自身、こうしたメカニズムにどれほど自覚的であるかはわからない。しかし、序列化のためのコミュニケーションがキャラを立てるという構図が、思春期の子どもたちが置かれている状況と深くシンクロするものであるのは事実なのだ。

「コミュ力」と「キャラ」の関係

思春期における「キャラ」の重要性について述べてきた。しかし、そもそも「キャラ」とは、何のために必要とされたのだろうか。

おそらく「キャラ」文化の最大のメリットは「コミュニケーションの円滑化」である。自分のキャラと相手のキャラが把握されれば、コミュニケーションのモードもおのずから定まる。キャラというコードが便利なのは、もともとの性格が複雑だろうと単純だろうと、一様にキャラという枠組みに引き寄せてしまう力があるからだ。

さらに言えば、若い世代のコミュニケーションは、ツッコミやいじりなどを通じて、「キャラの相互確認」に終始しているような場合がしばしばある。筆者はこの種の情報量の低いやりとりを「毛づくろい的コミュニケーション」と呼んでいるが、これなどはまさにカースト上位者＝コミュニケーション強者にのみ許された高等テクニックなのである。

スクールカーストの成立要件からも理解されるとおり、いまや子どもたちの対人評価軸は、勉強でもスポーツでもなく、「コミュ力」に一元化されつつある。かつての教室には――少なくとも筆者が中学生であった約三十数年前の教室には――たとえ寡黙であっても絵が上手い、文才があるなどの理由で、周囲から「一目置かれる」生徒が存在した。残念ながら、いまやそうした生徒には、「カースト下位」にしか居場所はない。

こうしたコミュニケーション偏重主義は、もちろん子ども社会だけに限った話ではない。一般企業ですら、新卒採用にあたっては学生の「コミュ力」を重視するような時代である。若者発の「KY（空気が読めない）」なる言葉は、瞬く間に世間に浸透し、政治家に対してもしばしば使われた。こうした、世を挙げてなされる「コミュ力」偏重が、子ども社会に大きく影響するのは当然のことである。

私が問題と考えるのは、ここでいう「コミュ力」が、必ずしも適切な自己主張とか、議論・説得の技術などを意味しないことだ。大切なのは次の二つ、「場の空気を読む能力」と「笑いを取る能力」なのである。また、だからこそ「お笑い」がコミュニケーションの教科書になるのだ。

「コミュ力」がこうした文脈依存的な能力であるがゆえに、普遍的なコミュニケーション・スキルとしての価値に届かない場合がしばしばある。カースト上位者が地元を離れたら「コミュ障」になってしまったり、学生時代はコミュニケーション強者だったのに、就労したらその「コミュ力」が通用せずにうつになってしまったりという例が少なくない。

しかし最大の問題は、「コミュ力」と「キャラ」が相互依存的な関係におかれていることだろう。「キャラ」と「カースト」の関係を考えればわかるように、キャラはコミュニケーションをスムーズにする反面、自分のキャラを逸脱した行動を常に抑圧するという副作用を併せもつ。つまり、忠実にキャラを演じ続けることで、人格的な成長や成熟が抑え込まれてしまう可能性もあるのだ。

例えば思春期に、たまたまカースト下位集団に所属させられてしまい、無口キャラを割り振られてしまった生徒は、ある種の「負け組」意識を植え込まれてしまいがちだ。そうなると彼は、その後の人生でどれほど成功体験を重ねても、自分のキャラを脱ぎ捨てることが難しくなる。最近の若者からよく耳にする「自分がこの先成長するとは思えない」という言葉も、こうした固定的なキャラ意識の弊害なのかもしれない。

承認欲求エヴァンゲリオン

ここまでの検討からわかること、それは、多くの思春期の子どもたちにとって、「キャラとして承認されること」が最も重要である、ということだ。キャラを与えられないこと、それは教室空間内に「居場所」がないことを意味するからだ。なるほど「キャラなんかに縛られるな」と大人は言うだろう。しかしクラス中がキャラ立て競争に血道を上げるなか、自分だけ超然としていたら居場所がなくなってしまう。たとえ転校しても状況は大して変わらない。多かれ少なかれ、どの学校にもカーストは存在するのだから。

たとえいじめられても、暴行まがいの体罰を受けても、生徒が必死で登校を続けるのは、居場所がなくなったらお終いだからだ。思春期とは「この絶望は永遠に続く」

と思い込みやすい時期でもある。だから居場所を本当に奪われてしまったら、あとは自殺を選ぶしかない。

もちろん、承認欲求そのものは、人間にとって普遍的なものだ。最近の傾向として特異に思われるのは、マズローの欲求段階説（五九ページ）でいえばより高次な欲求であるはずの「承認欲求」が全面化し、極端にいえば「衣食住よりも承認」という〝逆転〟が見られつつあることだ。しかもその承認が「キャラとしての承認」である点に、もうひとつの問題がある。

「キャラとしての承認」を求めること。それは承認の根拠を全面的に他者とのコミュニケーションに依存することだ。かつて承認は、ある程度は客観的な評価軸の上で成立していた。能力や才能、成績や経済力、親の地位や家柄などだ。宗教その他の超越的な承認もここに含まれる。もし客観的な「承認の基準」がしっかりと存在していれば、孤立を怖れる必要はなくなる。その基準のもとで自らを承認することが可能となるからだ。

しかし現代の「承認」については、そうした客観的基準の価値ははるかに後退し、いわば〝間主観的〟な「コミュ力」に一元化されつつある。「キャラ」はそうした「承認のしるし」となる。

承認を他者にゆだねることは、極端な流動性に身を任せることだ。ある教室では〝強者〟たり得ても、次の教室ではどうなるかわからない。所属する集団が変わるたびに承認の基準はリセットされることになる。

かくして「承認をめぐる病理」は、次の三パターンに帰結するだろう。「承認への葛藤」「承認への過剰適応」「承認への無関心」。実は私がこの仮説に気づいたのは、臨床経験からではない。あるアニメ作品がきっかけである。

その作品とは、言わずと知れた『新世紀エヴァンゲリオン』だ。アニメファンならずとも、その名前くらいは誰もが知っているだろう。この作品が日本のサブカルシーンに及ぼした影響はきわめて大きい。少なくとも九〇年代以降、『エヴァ』ほど語られ続け、模倣され続けた作品はほかに例がない。

その複雑な世界設定はここでは措くとして、物語の中核にあるのは主人公である碇シンジ、惣流・アスカ・ラングレー、綾波レイの三人の関係だ。この三人の人物類型は精神医学的にも興味深い。

あくまでも比喩として言うのだが、承認をめぐって葛藤し続け行動を抑制しがちなシンジはいわゆる「ひきこもり」であり、社交性が高く承認を勝ち取るための行動化にためらいのないアスカは「境界性人格障害」、承認されることに関心がなく命令のままに行動するレイは「アスペルガー症候群」に見えるのだ。

もはや紙幅がないので、詳しい解説は別の機会に譲るが、ともあれ本作が監督である庵野秀明自身の「承認」をめぐる私小説的作品であることをふまえて考えるなら、作中に登場する主要キャラクターにこうした特性が与えられたことは決して偶然ではないだろう。ちなみにこの三人のキャラクターは、これ以降のアニメ作品において無数のバリエーションを生み出した。

「承認」というテーマを中核に据えることで、『エヴァ』は多くの思春期心性を鷲掴みにした。その荒涼とした作品風景もまた、若い世代の心象風景と重なる。私たち臨床家は、まずこの難儀な現実から出発する必要がある。そのうえで、それが困難であることを知りつつも、「コミュ力」幻想を超えた真の他者、すなわち「言葉」による承認の契機を模索し続ける必要があるだろう。

2　終わりある物語と終わりなき承認

「謎」と「わかりやすさ」

『ヱヴァンゲリヲン新劇場版』待望の新作『Q』は、宇宙空間におけるエヴァ初号機強奪シーンから幕を開ける。ミサト率いる艦隊を襲う格子状の使徒。迎え撃つ巨大戦艦ヴンダーは、その圧倒的なパワーで使徒のコアブロックを引きずり出し、主砲の一斉射によってあっという間にそれを殲滅する。破壊シーンの比類ない痛快さは圧倒的だ。ついでに「説明不足」も圧倒的だ。複雑なセカイと成長しないキャラ、そして未成熟なエモーション。まさに、これぞエヴァ、である。

エヴァンゲリオン（以下「エヴァ」。新旧の表記違いについては本論の主旨からあえて考慮に入れない）という作品、あるいはシリーズを精神医学的に注釈する場合、視点の設定によって解釈の違いが生ずることは避けられない。

まずは大前提の確認からはじめよう。この作品の構造と受容のありようをマクロの視点から眺める場合、エヴァはまぎれもない「境界例」的作品である。

庵野秀明監督の初期のインタビュー記事には「分裂病」(統合失調症)という言葉が頻出する。しかし実際にはこの語は、エヴァの形容としてはおよそ似つかわしいものではない。もっとも、庵野自身の意図は「自身のあらん限りの狂気がこめられた作品」というものであり、その用語の不正確さについて目くじらを立ててもしかたがないだろう。この言葉には、庵野が本作に全面的に投影している〝ねじれた自負〟のみを読み取るべきなのだ。

それでは統合失調症的な作家とはどのような存在か。小説ならカフカ、映画ならD・リンチ、絵画ならF・ベーコン、マンガなら初期の吉田戦車あたりを思い浮かべてもらえればよい。

彼らの作品世界においては、象徴秩序と意味連関が徹底的に壊乱されている。共感や感情移入の試みはことごとくはねつけられ、分析や解釈はただちに脱臼させられるだろう。そのとき、あらゆる構造や意味を乗り越えて肉薄してくる「強度」の波動によって、鑑賞者の主体が侵食される。それゆえ作品の印象は「何が起きているのかまったくわからないが面白い」というものになる。

しかしエヴァは違う。この作品は膨大な謎と仕掛けに満ちているにもかかわらず、むしろ過剰なまでに「わかり」やすいのだ。そこには圧倒的な意味の「密度」はあるが、意味を振り切るような「強度」は存在しない。

わかりやすい、というのは、エヴァのつきつける謎が隅々までわかってしまう、という意味ではない。エヴァの世界設定は過剰なまでに複雑なもので、正直いまだにわかるようでよくわからない。だから、エヴァの主たる魅力を構成するものが、あれらの「謎」たちであるという意見にさしたる異論はない。

しかしその「過剰なまでの謎」を背景として描かれるのは、ひどく単純化された人間関係でありキャラクターだ。その中核にあるのは言うまでもなくシンジ、アスカ、レイの三者である。彼らはエヴァを象徴するアイコンにしてキャラである。「キャラである」ということは、エヴァがどんな作品になろうとも、彼らのキャラ同一性はほとんど揺らぐことがない、ということを意味する。『Q』においてはTVシリーズの時代設定から一四年を経ても彼らがみじんも「成長」していないさまが克明に描かれた。これほど堅牢な同一性こそは、正しく「キャラ」のものである（拙著『キャラクター精神分析―マンガ・文学・日本人』ちくま文庫、二〇一四年）。

彼らのキャラがいかなる成長の誘惑をも退けて維持されることによって、エヴァという作品の「わかりやすさ」もまた保持されるだろう。キャラを理解するということは、作品を半ば以上理解したことになるからだ。

そもそも、「複雑な世界設定」と「単純なキャラとその関係性」というコントラストこそは、いまや多くのアニメやゲーム作品の基本フォーマットですらある。最近の作品で言えば、『魔法少女まどか☆マギカ』などにも同様のコントラストがみてとれる。そこで「わかりやすさ」を支えるのは、例えば「キャラ萌え」の感情である。例えば僕たちは綾波レイの出自について十分に理解できなくても、レイに萌えることは可能だ。

一般に人が作品を理解する作法には「解釈」「転移」「共感」という三通りの作法があるが、エヴァはこれら三要素をことごとく兼ね備えている。つまり作品自体がきわめて〝コミュニケイティブ〟なのだ。「謎」が「解釈」を、「キャラ萌え」が「転移」を、「センス」が「共感」を誘発する。要するに本作は、全方位的に視聴者を誘惑し、挑発し続ける作品なのだ。

「境界例」の構造

「境界例」に話を戻そう。

「境界例」は「ボーダーライン」あるいは「境界性人格障害」などとも呼ばれる人格

障害の一種だ。その診断基準や精神病理はいささか煩雑なものなので、ここではごく簡単にまとめておく。認知、感情、行動、関係と、あらゆる側面において〝不安定〟であることこそが、境界例の最大の特徴である。

彼らの不安定さは、いつも自分の空っぽさに悩まされていることによる。それゆえ孤独に耐えられず、常に他人との関わりやつながりを求めている。境界例が別名「人中毒」などと呼ばれるゆえんである。

彼らはしばしば、愛情確認を目的とした激しい「行動化」(大量服薬やリストカットなど)によって周囲を挑発する。はた迷惑でありながら、どこかしら魅力があるため、周囲の者もほっておけずに巻き込まれてしまう。このように、期せずして発揮されてしまう操作性もまた、境界例の困った特徴とされる。

「境界例」の孤独と空虚は、「治療を必要としない人々」のそれと本質的には同じものだ。彼らは自らの中心が空虚であることに自覚的で、その埋め合わせに他人のイメージを参照・引用――つまり「同一化」――しながら自分を支えようとする。エヴァの中心にもこうした空虚がある。また、だからこそこの作品は、膨大な引用のコラージュによって織りなされるほかはないのだ。

ちなみに、オリジナル作品が容易に想起される形で無数の「引用」がなされている点も、エヴァという作品がいかに象徴的な意味連関の中にどっぷりと浸り込んでいるかを裏づける。いわばエヴァとは、意味に依存しつつ意味に反逆を試みるかのような作品なのだ。意味を志向すればするほど生じてしまう「ずれ」が、謎と強度の源泉となる統合失調症的作品とはここが異なっている。

「境界例」的作家の系譜には、太宰治を筆頭に、筒井康隆、内田春菊、柳美里らがいる。とはいえ、それぞれの作家個人がベタに「境界例」と診断されるわけではない。資質としてはそれに近いものもいれば、本人はそうした病理とはまったく無縁にみえるものもいる。

早い話が安野モヨコ『監督不行届』（祥伝社、二〇〇五年）を読む限り、実生活における庵野秀明にはほとんど「境界例」らしさが感じられない。しきりに強調される重度のオタクぶりやコミュニケーション・スタイルの独自性などに強いて〝診断名〟をつけるなら、「ひきこもり」ないし「発達障害」に近い印象すらある。

先に例示した作家たちが境界例的にみえるのは、作家と作品、あるいは作家と読者の関係性のスタイルにおいて、である。

それは、まずその作品の飛び抜けた面白さ（＝誘惑の技術）や、サービスとも挑発ともとれるパフォーマンス（＝行動化）においてみてとれる。庵野秀明がこの系譜に連なりうるのは、まさに「抜群に面白いアニメ作品」のテレビシリーズをあのように終わらせたことにおいてである。

自己啓発セミナー的でもあり夢オチとも卓袱台返しともとれるようなあの結末は、当時のエヴァファンを激怒させたと言われる。たしかに今思い出しても、あれは作家による「行動化」以外の何ものでもなかった。結局庵野は、最終二話を劇場版で作り直すことになる。

しかし今にして思えば、エヴァのテレビシリーズは、あの最終二話によってこそ伝説となったのではなかったか。少年少女からいい歳の大人まで満遍なく魅了し尽くしたウェルメイドなアニメ作品は、その破綻ぶりによって、いわば庵野の「私小説」として顔を露呈させてしまったのだ。

この問題の回については、貞本義行の次のような証言がある。「最終話で、結局、どうしたらいいって（庵野さんが）聞いてくるから、『逃げたらダメだ』っていう他人が『逃げてもいいよ』って言われたら、たいていの人は楽になって、気持ちいいよって答えたんですよ」（竹熊健太郎編『庵野秀明　パラノ・エヴァンゲリオン』太田出版、一九九七年）。

大塚英志によって「自己啓発セミナー」と批判されたあの回は、貞本のこの助言を素直に聞き入れた結果作られた、というのだ。それが事実、もしくは事実に近い証言だとすれば、やはりあの最終二話は、庵野自身のきわめて個人的な自己開示として作られたというほかはない。

太宰の作品の多くがそうであるように、「境界例」的な作品は、そのリアリティを「作家の人格」によって担保している。作品への関心は、そっくり作家本人への関心と重なるため、どれほどフィクションと断ってあっても、物語と作家自身の体験とがしばしば混同されてしまう。作品のいたるところに、作家自身の素顔がちらつくという意味で、「境界例」的な作品は、本質的にメタ・フィクションなのだ。「エヴァ」最終二話の「学園編」において突如現れたメタ・レベルは、こうした「境界例」的構造のもとで理解される必要がある。

あるいは新劇場版『破』は、シンジのセカイ系的鬱屈をはねのけるような決断主義的行動（綾波を救う）ゆえか、ウェルメイドなエンターテインメント作品として評価が高かった。しかし、こうした変化においてすらも「結婚して幸せになった庵野の成熟ぶり」というプライベートな変化を読み込まれてしまう。ファンとの関係性という点について言えば、庵野はまぎれもなく現代の太宰だ。作品が常に作家の自己投影と読まれてしまうという意味で。

〝承認〟の物語

マクロの検討は以上のとおりだが、ミクロのレベルからみると、エヴァという作品はまた異なる相貌をみせてくれる。

先ほども述べたとおり、エヴァという作品は、そのコアにある三者（シンジ―アスカ―レイ）の関係性によって象徴されている。おそらくエヴァ本体が一度も登場しなくてもエヴァという作品が成立しかねないほどに。

ここで、この三者の関係性に視点を絞り込んでみよう。そこから見えてくるのは、徹頭徹尾「承認」をめぐる物語である。

例えばシンジは、他者による承認を切望しながらも、それがかなわない可能性を恐れるあまり、「どうせ僕なんか……」という低い自己評価で自分を守ろうとする。プライドと自己卑下が混在するこの種の自意識は、ニートやオタクの人々にしばしば見受けられるものだ。その意味で庵野自身の自己投影が一番濃厚なキャラはシンジなのだろう。

一方アスカもまた〝承認中毒〟だ。ただし彼女は、幼い頃から「条件つき承認」を与えられ続けたＡＣ（アダルト・チルドレン）だ。パイロットとしての優等生ぶりと余裕のなさ、シンジに対するツンデレきわまりない執着ぶりなどからもそれがうかがえる。ならばレイはどうか。彼女はシンジやアスカと異なり、異様なほど承認に無関心だ。それが人間としてコアになるものが欠けているような印象に直結する、という点にも注意を促しておこう。

もちろん承認欲求そのものは、人間にとって普遍的なものだ。ただし最近の若い世代に特異な傾向として、マズローの欲求段階説でいえば、より高次な欲求であるはずの「承認欲求」が全面化しつつあるように思う。

どういうことだろうか。マズロー仮説に従うなら、通常は生理的欲求→安全欲求→関係欲求→承認欲求（→自己実現欲求）、という順番で欲求が生ずる。つまり衣食が不足した状況下では承認どころではないはずなのだ。それが若い世代では、極端にいえば「衣食住よりも承認」といった〝逆転〟が生じつつある。しかもその承認が「キャラとしての承認」であるという点に、もうひとつの〝問題〟がある。

「キャラ」とは、文字どおり「キャラクター」の略称だが、単に「性格」だけを意味しない。それは個人の意思とは無関係に設定される、コミュニケーション・ネットワークにおける位置づけのことだ。ＳＮＳにおけるアバターがこれに近いが、その位置を自分で選択することはできない。中間集団の中で自主的に棲み分けと属性の決定がなされた結果得られたもの、それがキャラなのだ。

例えば現代の学生は、教室のような限られた空間において自分の居場所を獲得するために「キャラ」を必要とする。生徒間に身分差はないが、キャラには身分差があり、これに基づいていわゆる「スクールカースト」が形成されたり、いじめが起こったりする。その一方で「キャラ」は、コミュニケーションを円滑化し、はぐれそうな個人をも中間集団に包摂する機能をあわせもつため、キャラと無関係に生きるのは容易なことではない。

「キャラとしての承認」を求めることは、必然的に承認の根拠を他者とのコミュニケーションに依存することを意味する。これは異例の事態だ。なぜなら承認とは本来、客観的な評価を根拠に成立していたからだ。個人の能力や才能、成績や経済力、親の地位や家柄などがこれにあたる。こうした客観的な「承認の基準」が確立されていれば、孤立を恐れる必要はない。一定の基準のもとで自己承認が可能となるからだ。

しかし現代においては、そうした客観的基準の価値ははるかに後退してしまった。いまや承認の基準は、相対的かつ間主観的な能力である「コミュ力」に一元化されつつあると言ってよい。そこでは「キャラ」は「承認のしるし」なのだ。しかし、主体がこのような形で承認を他者にゆだねることは、極端な流動性に身を任せることにほかならない。コミュ力の低いシンジが葛藤するのは当然としても、その能力が高いはずのアスカまでもが情緒不安定なのは、「条件つき承認」（エヴァによる戦闘で成果を出さなければ承認されない）の流動性ゆえだ。

ここで浮上してくるのが「承認」という言葉にはらまれている、根源的なパラドックスである。以下、この点について詳しく検討してみよう。

「承認」のパラドックス

「承認」という言葉は現代にあってはあまりに自明のニュアンスを帯びているため、その本来の意味合いがみえにくくなっている印象がある。以下で僕は、この語をヘーゲル＝ラカンの用法に従って用いることにするが、最小限度の解説はしておこう。

それというのも「承認」の語を、単に「肯定的な認知」とするような一般的理解では十分ではないからだ。「承認」の一語に込められた逆説と矛盾、ならびに統合の様相を十分に把握しておかなければ、以下の議論は意味をなさなくなってしまう。

ラカンは彼の「鏡像段階」理論を構築するにあたり、ヘーゲルの「主人と奴隷の弁証法」を精神分析に導入したことで知られる。これは、主人と奴隷がいわば一種の共依存関係にあり、主人は奴隷を支配しているかにみえて、実際には奴隷の労働と承認なしには生きていけない、といった逆説をはらんだ関係を意味している。

生後まもない子どもの神経系は未成熟であり、自他の区別も不十分で、「寸断された身体」と言われるように身体イメージは混沌としている。しかし、生後六カ月から一八カ月くらいの時期に、子どもは鏡に映った自己イメージに強い関心を向けるようになる。それが自分自身の映像であることを知り、子どもは〝小躍りして〟喜ぶとラカンは言う（ちなみに動物は、学習なくして鏡像を自己と認識できず、別の個体とみなして攻撃したりする。たとえ自己認識が可能となっても強い関心を向けることはない）。

母親による承認（「そう、それはお前だよ」）に助けられて生まれた「これが私だ」という認識は最初期の知能でもある。子どもの喜びは、ばらばらに感じられていた自己イメージが、鏡像の中でひとまとまりの直感的イメージを獲得したことに由来する。

しかし実際には、それは疎外の過程でもある。なぜなら子どもは、左右反転した自己像という偽のイメージによって最初の自己認識を果たすからだ。こうした起源をもつ人間の自己愛が、他者のイメージに依拠しなければ成立しにくいのは当然である。これを精神分析では「主体は自我を鏡像の中に疎外する」と表現する。

こうした「疎外」は自覚されにくい。このため鏡像段階は、しばしば二者関係において反復される。それは鏡像関係と同様に、愛と攻撃性を誘発する。二者関係はしばしばしば、相手の場所を奪い取って支配し、自分の価値を相手に認めさせずにはおかない気持ちを喚起する。互いに互いを鏡像にみたてつつ、相手に自己イメージを投影し、その姿に同一化すること。しかし同一化が進めば、自分の支配権や所有権を相手＝鏡像に奪われてしまうという不安や被害感も高まる。ここにあるのは「主人と奴隷の弁証法」（ヘーゲル）であり、この関係は、二者関係（＝鏡像関係）から抜け出さない限り、けっして終わらない。

ちなみにヘーゲルの言う「承認」は基本的に「相互承認」である。それは他者の他者性を担保しつつ、他者のうちに自己との同型性を認識する、という逆説をはらんだ過程である。ただし、ここでいう同型性とは、キャラや性格が同じとか似ているという意味ではない。「自分が承認するのと同様に自分を承認するもの」という再帰的定義にもとづく同型性のことだ。

自己意識は単独で自立した存在ではなく、自己意識をもつ他者の存在に全面的に依存する。つまり自己意識は他者を排除することで自己の実在性を確認しようとするが、そうすることでかえって他者への依存度が高まってしまい、今度は自己意識は自分自身の排除へ向かうことになる。この過程は自己と他者の双方の側で起こる。そのような相互関係にあることを認めあうことで、承認は成立する。つまり承認＝相互承認なのである。

両者は「自分が相手に向かってすることを、相手の方も自身でしてくれなければ、自分自身だけでは何もできない」（ヘーゲル『精神現象学』）という関係にある。

自我の統合機能とされがちなこの幻影の想像的な構造は、むしろ「主人と奴隷」の間の疎外的な弁証法を自我に招き入れる条件を示すものである。自己意識をもつ自己と他者がこうした弁証法的関係におかれることが、相互承認の条件にほかならないのだ。

ふたたびラカンに戻るなら、ラカンは「承認」の語をさほど重視しない。ただし鏡像段階理論を参照するなら、「承認」はほとんど「自己愛」の成立要件であることが理解される。母親の承認なくして自己＝鏡像は理解されない。またわれわれは鏡像の側に自己意識を承認するからこそ、鏡像をナルシシズムの確認と強化のために使用することができる。ここで他者への愛の起源が自己愛であることと同時に、他者への愛が欠けた人間はしばしば自己愛も不安定であるという事実を想起しておこう。他人の批判ばかりしている人間は自虐的になりやすい、ということだ。他者との関わりを拒否するシンジが、誰よりも自分自身を拒否しており、他者を辛辣に批判するアスカが、自分に対しても容赦なくその矛先を向けるように。

「承認」のダブルバインド

ここで僕は、承認による自己愛の成立に対して、ベイトソンのコミュニケーション理論からの介入を試みてみよう。

結論を先に提示するなら、先述のような鏡像との弁証法的関係にこそ、もっとも原初的なダブルバインドがあると考えられる。しばしば「板挟み」「あちら立てればこちら立たず」的な誤解をされがちなこの概念について、その本来の意味を確認しておこう。

ベイトソンによるダブルバインドの成立要件は以下のとおりだ（『精神の生態学』）。①ふたりあるいはそれ以上の人間関係において、②ある経験が繰り返される。それは③第一次的な禁止命令（～をしなければ（すれば）あなたを罰する（見捨てる）、など）、④より抽象的なレベルで第一次禁止命令と衝突する第二次禁止命令。さらに、⑤患者が現場から逃れるのを禁ずる第三次的な禁止命令が発せられること、となる。

ごく簡単に要約するなら、「ダブルバインド」とは、その場から逃げ出せない状況において、主体が、彼にとってきわめて重要な相手から、メッセージと、これに矛盾するメタメッセージを同時に受け取らなければならない状況ということである。

ベイトソンは、こうした状況が統合失調症の発症をもたらすと考えた。彼は患者と家族の関係におけるダブルバインドの例として、次のようなやりとりを提示している。患者の母親が見舞いに来る。患者は喜んで母親の肩を抱く。母親は思わず体をこわばらせる。患者が手を引っ込めると、母親が言う。「もう私のことが好きじゃないの?」。患者が赤面すると、「そんなにまごついちゃいけないわ」。このやりとりの結果、患者の症状が増悪する。

このとき患者は、母親の表現（体をこわばらせる＝自分への嫌悪感）を正確に識別したために罰せられ、かつまた不正確に識別した（肩を抱く）ために罰せられる。これがダブルバインドである。

もちろん「健常者」は、この状況に対して混乱することはない。彼は母親のメタメッセージ（嫌悪感）を、言葉によるメッセージよりも重視するからだ。しかし統合失調症患者は、対立するメッセージとメタメッセージのいずれが真実であるかを判断できず混乱する。

この混乱は〝治療的〟にも応用可能だ。ベイトソンは「禅の公案」を例に取り、公案（禅宗で修行者が悟りを開くために課される問題。「禅問答」とも）は人為的に作りだしたダブルバインド状況のもとで、弟子をパラドクシカルな状況に追い詰め、「悟り」へとワープさせようとする機能をもつ、という。

さて、統合失調症患者はこうした状況に曝され続けた結果、自己防衛のためにいくつかの「適応」パターンを示すことになる。そのパターンは三通りある。いずれも統合失調症のサブタイプである。

①［妄想型］すべての陳述の背後には、隠された意味があると考え、それを捜し求めるような猜疑心と挑発性で特徴づけられる。

②［破瓜型］言われたことをすべて字義どおりに受け取る。メタ・コミュニケーションを一切無視する。「何で（さぼって）帰ったんだ?」「車でです」のような。

③［緊張型］外界からのメッセージを無視し、自己の内的な心理過程にのみ集中する。

ここでのベイトソンの指摘は、ダブルバインドがもたらす葛藤が、統合失調症の三つの形式と構造的に結びついている、というものだ。まずはこの点を踏まえておいてほしい。以下の僕の試みは、〝承認のダブルバインド〟がありうるとして、それがどのような形式をキャラにもたらすか、という思考実験であるからだ。

先にも述べたとおり、主体と他者（鏡像）との関係は、あらかじめ第三次禁止命令のもとにある（逃げることも無視することもできない）。そこで受けとる第一次（禁止）命令に該当するのは「他者を支配せよ」だ。この命令は第二次命令と分かちがたく結びついている。すなわち「他者に依存せよ」というものだ。

ただし第二次命令は、論理的時間にあっては、必ず第一次命令の後に発せられることになる。つまり「支配」が「依存」にほかならないという認識は、常に事後的な認識なのである。その意味で第二次命令は、時系列的にはメタメッセージの位置にある。

この逆説を「承認」に応用してみよう。

主体は承認されることを欲望する。主体は承認を決して断念できない。しかし承認は常に「相互承認」である。よって主体は、まず他者に自分を承認させなければならない。これが他者の支配である。しかし他者からの承認が意味をもつとすれば、それは主体が他者へ依存することをも意味する。依存を否認してしまえば、承認もまた意味を失う。承認されることを断念すれば、主体は自らの存立基盤を失う。

この過程において「主人と奴隷」の葛藤（＝弁証法）が発動する。

ベイトソンのダブルバインドは、メッセージの論理階梯が異なることを理解しているものにとっては、混乱をもたらすことはない。人は常に言葉よりも態度、すなわちメタメッセージこそが真であることを疑わないからだ。

承認のダブルバインドは、パラドックスに釘づけになるという共通項こそもつものの、はっきりとした命令の主体が存在しないという点では、通常の意味でのダブルバインドとは異なる。

ここでの僕の試みは、第一に承認への欲望を分解することで、そこにひそむパラドクシカルな命令の構造を抽出することだ。これを分析的に言い換えるなら、承認をめぐって苦悩する主体は、自らダブルバインディングな命令の声を欲望し、進んで葛藤の磁場をつくり出している、ということになる。

例えば、いきなり搭乗させられた初号機で使徒サキエルに勝ったシンジは、その成果に満足するよりも、トウジに殴られたことを気に病んで家出してしまう。常に十全な承認を求めすぎる主体は、承認の中のわずかな傷――これがメタメッセージに相当する――に過剰反応を起こし、葛藤の泥沼にすすんで飛び込んでしまうのだ。

ベイトソンはダブルバインドから統合失調症における三つのサブタイプを導いた。ダブルバインド理論は統合失調症の病因論としてはもはや顧みられることはないが、三類型の構造的必然性については、いまだに応用の効く議論であるように思われる。

なぜなら承認をめぐる葛藤もまた、三パターンの「承認をめぐる病理」をもたらすと考えられるからだ。すなわち「承認への葛藤」「承認への行動化」「承認への無関心」である。もうおわかりだろうか。これらの「病理」が、それぞれシンジ、アスカ、レイの三者の態度に対応することが。

あえて「診断」を試みるなら、承認をめぐって葛藤し続け行動を抑制しがちなシンジはいわゆる「ひきこもり」であり、社交性が高く承認を勝ち取るための行動化にためらいのないアスカは「境界性人格障害」、承認されることに関心がなく命令のままに行動するレイは「アスペルガー症候群」にみえる。もちろんこれらは比喩に過ぎないが、葛藤構造としてはそう異論はないはずだ。

もう少し詳しくみていこう。

シンジの葛藤構造は次のようなものだ。「承認されたい」「でも承認されっこない」「承認されないならみんな爆発しろ」「でもやっぱり承認されたい」。この堂々めぐりである。彼の場合は「自分を承認してくれない他者」というイメージを他者に押しつけるという形で他者を支配している。どんな行動を取っても他者はマイナスの評価しか下さないと想定しているために行動は抑制される。しかし「行動しない」という行動ももちろんネガティブな評価を受けるはずで、ますます彼はひきこもるほかはなくなる。

一方アスカはこう考える。「条件を満たせば他者は自分を承認してくれる」と。だから彼女は努力するし、行動をためらわない。しかしその一方で、彼女は他者からの評価に過剰に依存している。それゆえ彼女は、内なる他者の命令に従って、承認のために行動（戦闘）し続けるほかはない。それは与えられた役割に対する過剰適応にほかならず、そうした表層的な承認に固執し続けた結果として、彼女の内面はますます空虚なものになっていく。

レイにおいては「承認をめぐる葛藤」はほとんど存在しない。彼女は最初から承認を回避している。それを欠如でも無視でもなく「回避」としたのは、作中に断片的な承認欲求の徴候がみてとれるからだ。例えば「私はあなたの人形じゃない」「私はあなたじゃないもの」「ぽかぽかする」といった言葉には、単なる記述を超えた自己承認の兆しがみてとれる。

「終わりなき承認」を終わらせるために

こうした「承認の病」を回避する方法はすでにいくつかある。①他者からの承認とは別に、自分を承認するための基準をもつこと。②〝他者から〟の承認以上に、〝他者への〟承認を優先すること。そして最後に、③「承認の大切さ」を受け容れつつも、ほどほどにつきあうこと。

多くの「成長の物語」には、あらかじめそうした「落としどころ」が用意されている。①がもっとも一般的な解決策だが、これと③はしばしばカップリングしている。その例は無数にあるが、例えば私は映画『おおかみこどもの雨と雪』を、主人公・花のそうした成長の物語として観た。②については、佐野洋子『一〇〇万回生きたねこ』（講談社、一九七七年）がわかりやすい例といえよう。

エヴァという物語の最大の特徴は、その徹底した「成長の拒否」にある。エヴァの呪縛によってチルドレンたちが成熟できない、という意味ばかりではない。物語の初期基本設定から、入念に「成長」や「成熟」の可能性が排除されている、ということだ。だからエヴァは終わることができない。なぜか。

成長や成熟は、エヴァの中核に位置するシンジ、アスカ、レイという三人のキャラの同一性を破壊してしまう。この三人がエヴァを象徴するキャラである以上、それはエヴァという作品の同一性すら破壊してしまいかねない。だから彼らは決して成長しないし、同じ意味でその関係性が変化することもない。シンジがアスカと結ばれたり、レイを養子に取ったりという変化はありえないのだ。

エヴァが境界例的であるというのは、そのような意味でもある。臨床的に境界例は

「不安定の中の安定」と形容される。これは「不安定であること」が常態化している、という意味だ。それゆえ彼らは成長しにくく、またその治療は終わりにくい。よって、もしエヴァという作品の本質にそうした境界例性があるとすれば、この作品がいかなる「劇終＝治癒」にも至り得ないのは構造的な必然なのである。

エヴァには、至るところに「母」の隠喩が満ちている。使徒＝エヴァ＝碇ユイ＝綾波レイという同一化のセリーをつなぐのがこの隠喩だ。シンジが綾波を、ゲンドウがユイの幻影を求めてやまないことからもわかるとおり、本作の最終目的たる「人類補完計画」とは、つまるところ母（≒妻）との合一、すなわち究極の「承認」である。成長抜きの「承認の成就」がありうるとすれば、自己啓発的な承認ごっこは別として、こうした母子一体の承認のほかにはありえない。しかしそれは究極の禁じ手だ。なぜか。

エディプス・コンプレックスは、父による母との近親相姦的一体化の禁止であり、精神分析的にはそれが「人間の条件」である。だとすれば「人類の補完」はそのまま「人間の解体」を意味することになり、それは夢オチ以上に最悪の結末として、エヴァという物語の全体を、並行世界ごと遡行的に破綻させてしまいかねない。

旧劇場版『THE END OF EVANGELION』では、最終的にシンジが母≒綾波との合一を拒んで他者たるアスカを選択するという壮大なマッチポンプ（＝セカイ系）で「劇終」を迎えた。しかしこれは一回限りの禁じ手である。あの夢オチ（テレビシリーズ最終二話）と同様に。

果たしてエヴァという「承認の物語」を終わらせることは可能なのだろうか。実は私には、一つの腹案がある。

承認への欲望そのものは、いわば「欲望されることの欲望」であり、その意味でメタ的な欲望である。承認欲求に究極的な充足がありえないのは、こうしたメタ構造に原因がある。成熟による克服も、充足による安定も不可能であるならば、考えられる解決は一つしかない。その欲望の構造を暴露すること。キャラの外部、物語の外部、作者の外部に視点を拡張すること。映画『幕末太陽伝』（ただし構想段階のシナリオ）や『蒲田行進曲』がそうだったように。欲望の相対性そのものを暴露しつつ同時に外部へと向かうこと。あたかも「歴史の天使」（ベンヤミン）のように、物語をみすえながらも未来へと吹き飛ばされていくカメラによって、エヴァという物語に真の意味でのメタレベルを与えること。

新劇場版最終作は、僕のこの程度の期待はやすやすと超えてくれるだろう。そのときエヴァは、妥協とも成熟とも治癒とも手を切った「メタ・ビルドゥングスロマン」

として完結し、伝説は上書きされることになるはずだ。

3　若者の気分とうつ病をめぐって

はじめに――「若者」は何のために働くか

若者の気分を問う前に、私が最近、講義や講演会でよく引用する仮説の説明からはじめたい。心理学ではつとに有名な「マズローの欲求段階説」（図1）である。

マズローは、人間の基本的欲求を低次から高次まで五段階に分類した。すなわち、①生理的欲求（physiological need）、②安全の欲求（safety need）、③所属と愛の欲求（social need/love and belonging）、④承認の欲求（esteem）、⑤自己実現の欲求（self actualization）である。

この図のポイントは、人間の欲求の段階分類そのものではなく、欲求は低次から高次へと順番に満たされることを求める、という点にある。まわりくどい説明よりも「衣食足りて礼節を知る」という故事成語で十分かもしれないが。

「生理的欲求」とは、生命維持のための食事・睡眠・排泄等の本能的・根源的な欲求

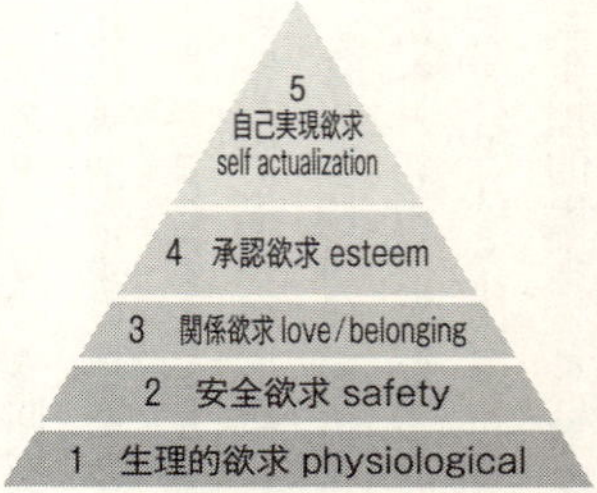
5
自己実現欲求
self actualization
4　承認欲求 esteem
3　関係欲求 love/belonging
2　安全欲求 safety
1　生理的欲求 physiological

図1　マズローの欲求段階説

である。「安全の欲求」とは、経済的な安定や健康、事故に遭わないことなどへの欲求である。「所属と愛の欲求」については、図1では簡単に「関係欲求」としてみたが、生理的欲求と安全欲求が十分に満たされた次の段階で芽生える欲求である。要するに「孤独のままでいたくない」というものであり、つながりや所属に対する欲求である。

　例えば生理的欲求が脅かされるような事態は、日常生活では考えにくい。しかし、何らかの事情でホームレスになった状況を考えてみよう。まず考えることは、食事や睡眠をどう確保するかであり、それができて人心地ついたら、より安全で安心できる場所を求めるだろう。居場所が得られたら、次に考えることは孤独を逃れることだ。

　このたとえでいえば、支援者や仲間の協力でアパートに移り住んだ後、芽生えてくるのが「承認欲求」ということになる。ただしマズローによれば、承認欲求はなかなか複雑な要因を含んでいる。低いレベルの承認欲求は、他者からの尊敬、高い地位、名声や注目を得ることによって満たすことができる。高いレベルの承認欲求とは、自己尊重感、自己信頼感などを求めることである。最高次の欲求である「自己実現」については、本章ではあまり重要ではないので、「自分らしく生きること」とごく簡単にまとめておく。

ここまでの理解をふまえて、さて、「人は何のために働くのか」について考えてみよう。

ある世代、少なくとも団塊の世代以上の人々のこの問いに対する答えは、いうまでもなく「食うため」であろう。それ以外の動機があり得るのか、という疑問もあるだろうが、その点については後ほど説明したい。「食うため」という動機を文字どおり理解するなら、要するにこの世代の人々は、いちばん低次の「生理的欲求」のために働いていたことになる。

もちろん、ことがそれほど単純ではないことはわかっている。「食うため」という欲求の中には、「安定的な収入」という意味での安全欲求であるとか「(妻子を)食わせるため」という意味での関係欲求も含まれるだろう。ここで重要なのは、そのような、必ずしも単純ではない欲求が「食うため」という素朴な表現をとってしまうという事実のほうだ。

若い世代がこのような表現をしない、というわけではない。今でも若者にインタビューをすれば、少なからぬ数の答えは「食うため」ないしそれに準ずる内容の答えになるだろう。しかしその内実が完全に変質を遂げてしまっていること。これは筆者の臨床経験から断言できる。

結論を先に示そう。若い世代にとっての就労は、もはや「義務」ではない。この文脈でいえば「欲求」の対象なのである。それも低次の欲求ではない。彼らが「就労したい」と望むのは、基本的に「承認欲求」のためなのだ。それゆえ、もし彼らを就労へと動機づけたいのなら、これより低次の生理的欲求から関係欲求に至るまでの欲求を十分に満たす必要がある。

これはエビデンスのあるような話ではない。しかし少なくとも、私による「ひきこもり」やニート支援の考え方、あるいは最近の若年性の軽症うつ病治療における考え方は、全面的にこの発想に基づいている。

若者にとって就労とは、ごく限られた「社会参加」の手段でしかない。筆者によるひきこもり治療の現場では、就労を目標にはしないが、限られた仲間と親密な関係をもつ、というほどの意味での社会参加を重視する。他者との関係そのものを忌避しがちな彼らを社会参加へと動機づけるべく、まず筆者が行うことは、家族関係の調整である。

彼らにとっての「家族の機能」とは、まさに関係欲求までのすべての欲求を満足させることにほかならない。衣食住を保証することで生理的欲求をかなえ、いたずらな批判や叱咤激励を控えてもらうことで安全欲求を実現し、親密なコミュニケーションを通じて関係欲求を満たすこと。ここまでが可能になると、それだけで本人の状況や症状に改善が起こり始める。

ここで論点を整理しておこう。つまりこういうことだ。社会参加への欲求は、関係欲求以下の低次の欲求がすべて満たされてはじめて生ずる。そうした仮説のもとで治療を行った結果、一定の成果があげられた。この成果が信じられる限りにおいて、筆者の仮説は正しいと推定される。なにやら循環論法めいているが、若者の気分を語るうえでは、彼らにとっていかに「承認の問題」が重要であるかを十分に理解しておく必要があるのだ。

「実存」を支える「コミュニケーション」

以上のような就労動機の変化は、別の言い方でも表現できる。

それは「生存の不安」から「実存の不安」へ、という変化である。かつての執着気質の背景にあったものが「生き延びること」への執着と不安であったのに対し、現在の若い世代にとっては、それがさして重要ではなくなりつつあるのではないか。かわって前面に出てきたものが「実存の不安」、すなわち「自分は何ものか」「自分の人生に意味があるのか」といった不安ではないか。

現代においては「実存の不安」こそが重要であり、軽症うつ病などの原因になりやすい。さらにいえばこの「実存の不安」は、先に述べた「承認欲求」と表裏一体の関係のもとで若者の気分を構成しているのである。

ただし実存と承認の関係は、近年確実にさま変わりしてきた。つまり「何が実存の不安を解消するか」という点において、その「処方箋」が変わってきたということである。少なくとも七〇年代までは、実存の不安を解消してくれたのは宗教や思想だった。これが九〇年代に入ると、「心理学」（「精神分析」「精神医学」を含む）にとってかわった（拙著『心理学化する社会』河出文庫、二〇〇九年）。

二〇〇〇年代に入って心理学ブームが退潮するとともに前景化してきたのが、「コミュニケーション偏重主義」である。これは単純にいえば、対人評価の基準がほぼ「コミュニケーション・スキル」に一元化されてしまうような事態を指している。いまやそれは、単なる「若者の気分」を超えて、一種の職業倫理のようなものにすらなりつつある。その結果として、コミュニカティブであることは無条件に善とみなされ、コミュニケーション・スキルの有無は、就活などをはじめとして、しばしば死活問題に直結する。

このような社会にあっては、「発達障害」などの正当な理由なしに、コミュニカティブならざることは承認されにくい。こうしたコミュニケーション偏重主義は子ども社会にも浸透しており、例えば中学高校における「スクールカースト（教室内身分制）」の序列においてもコミュニケーション・スキルが最も重視されるという。それゆえ学校時代にコミュニケーション弱者であること、あるいはそのようにみなされることは、その後の人生においても過重なハンデとなりうるのである。

ここで述べていることはあくまでも「気分」の問題であるから、客観を装いつつも筆者の主観が大量に含まれているであろう。しかし、若い世代の間で使われているスラングには、かつてないほどコミュニケーション能力にまつわるものが多くみられるのも事実である。

よく知られている範囲でも、「コミュ力」（コミュニケーション能力）、「ＫＹ」（空気が読めない人）、「コミュ障」（コミュニケーションに障害がある人）、「非モテ」（異性にもてない人）、「ぼっち」（一人ぼっち）、「ぼっち学食」（一人でする食事）、「便所飯」（一人で食事をする姿を見られたくないためトイレの個室で弁当などを食べる行為）などがある。

これらは若い世代の間でいかに「コミュ力」が重視され、あるいは過大評価されているかの傍証ではなくて何だろうか。

若者の「変わらなさ」について

若い世代、とりわけ二〇代以下の患者を診療していて、しばしば悩まされる問題がある。それは自分の「変わらなさ」に対する確信である。

筆者の思春期や青年期においては、もちろん劣等感や自己嫌悪などに葛藤することはあったが、それはいずれ成長とともに解決するだろう、という希望もあった。いわば自分の「伸びしろ」について、さしたる根拠もなしに信頼をおいていた（さらに率直にいえば、いまだに「成熟」の自覚がない）。

しかし現代の若者には、このような感覚が乏しいようだ。「今の自分」に備わっている能力も性格も、これからずっと変わりようがないし、今できないことは将来にも絶対にできないという、かたくななまでの思い込み。これは必ずしも悲観主義とはいえない。なぜならこの意識は、どうやら「幸福な若者」にもあるらしいからだ。

若者の就労を支援するＮＰＯ団体「育て上げネット」代表の工藤啓によれば、「センス」という言葉が象徴的であるという。彼らはしばしば「自分にはセンスがない」

という言い方をするが、それは「天賦の才」のようなイメージで使われているらしい。例えば、きれいな資料を作るように指示されても「デザインのセンスないから無理です」と返されてしまう。ここには学習や修練によって、できないことができるようになるといった変化への不信が如実に現れている。

「センス」という言葉からは、少し前に流行った「持ってる」という言葉が連想される。これもまた秘めたる才能や天性の運といった意味の言葉であり、二〇〇九年三月のワールド・ベースボール・クラシック（WBC）決勝の日本対韓国戦で決勝タイムリーを打ったイチローが「僕は（何かを）持っていますね」と言ったのが最初であるという。ここでイチローが「持っている」と表現したのは、「打てる運命」と解釈されている。

あるいは二〇一〇年の一一月、東京六大学野球で五〇年ぶりとなる早慶両校による優勝決定戦で勝利投手となった早稲田大学の斎藤佑樹は、「何かを持っているといわれ続けましたが、それは仲間です」とインタビューに答えている。

この「持ってる」という言葉もまた、個人の才能や宿命があらかじめ決められたものという意味で使用されている。基本的にはポジティブな用法ではあるが、あまりに使用されすぎると「持っていない」ものは努力しても仕方がない、というニュアンスを帯びてしまう危険性があるだろう。

「幸福な若者たち」？

最近注目されている若手の社会学者、古市憲寿は、著書『絶望の国の幸福な若者たち』（講談社、二〇一一年）で、興味深いデータを紹介している。

複数の世論調査によれば、現代の若者たちの多くは、今の生活に満足しているというのだ。古市の引用する内閣府の「国民生活に関する世論調査」によれば、「二〇一〇年の時点で二〇代男子の六五・九％、二〇代女子の七五・二％が現在の生活に『満足』していると答えている」。この満足度は過去のどの時代の若者よりも高いのだという（図2）。

この図を見れば明らかなように、二〇代男子の「生活満足度」は、この四〇年間で一五％近くも上昇している。つまり現代の若者は、八〇年代のバブル期の若者たちよりもずっと「幸福」、ということになる。

二〇〇〇年代後半には、ひきこもり、ニート、ワーキングプア、フリーターといった、いわば弱者の代名詞のようになった若者論がさかんになった。グローバリゼーションが、格差社会が、新自由主義が、雇用の不安定が、多くの若者をかつてないほど

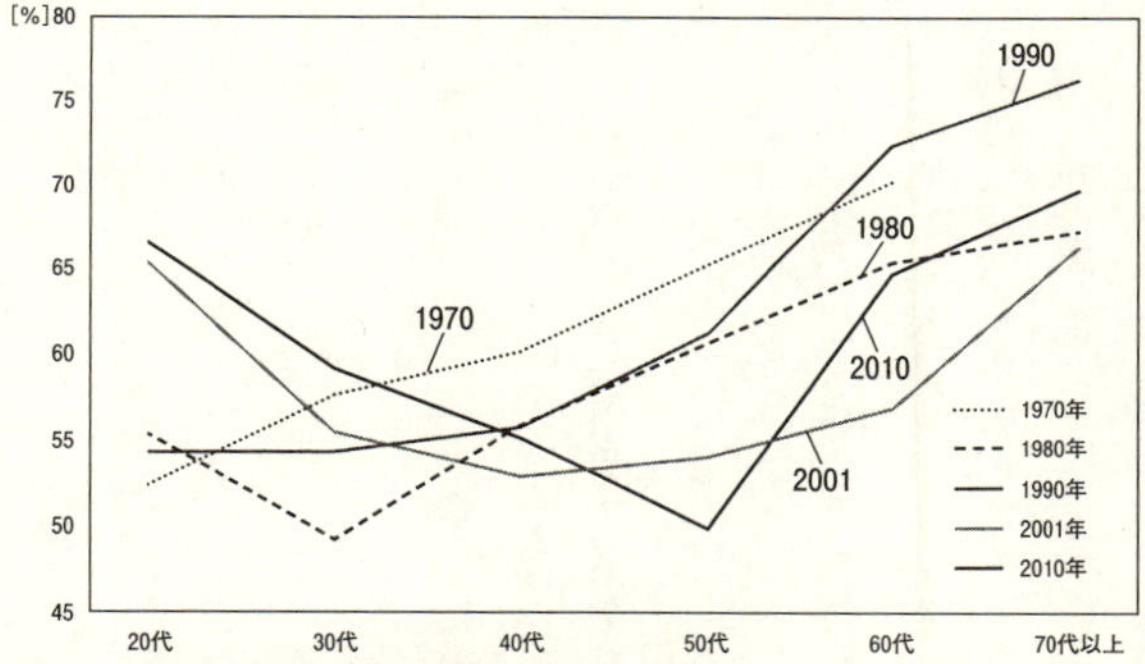

図2　年代別の生活満足度の推移（男性）

不幸にしている、といわんばかりの論調が目立った。

そうした若者状況には、いまだ大きな変化はない。古市は他の調査の結果も合わせて、今の若者の「気分」を次のようにまとめる。

「若者の生活満足度や幸福度はこの四〇年間でほぼ最高の数値を示している。格差社会だ、非正規雇用の増加だ、世代間格差だ、と言われているにもかかわらず、当の若者たちは今を『幸せ』と感じている。一方で、生活に不安を感じている若者の数も同じくらい高い。そして社会に対する満足度や将来に対する希望を持つ若者の割合は低い」（前掲書）。

この、いささか混乱した印象をもたらす結果について、古市は社会学者・大澤真幸の論に依拠しつつ説明を試みる。

大澤によれば、人が不幸や不満足を訴えるのは、「今は不幸だけど、将来はより幸せになれるだろう」と考えることができるときだ。逆にいえば、もはや自分がこれ以上は幸せになると思えないとき、人は「今の生活が幸福だ」と答える。若者はもはや将来に希望が描けないからこそ、「今の生活が満足だ」と回答するのではないか。

この説明は意表をついているぶん、一定の説得性がある。

しかし、ここであえて異論をさしはさんでおこう。古市が指摘するように、現代の若者が「今、ここ」の幸せに充足感を覚えているのが事実であるとすれば、なぜ若い世代の「うつ病」が増加傾向にあるのだろうか？　もちろん満足度や幸福度とうつ病の有病率が直接に相関関係をもつとは限らないから、これはあくまで直観的な疑問である。

筆者はむしろ、ここに示されている「幸福度」や「満足感」、あるいは「希望」といった言葉の意味や定義そのものの変質が重要であるように思われる。いずれもきわめて曖昧な言葉であるためだ。

古市は希望がないからこそ幸福になれると指摘するのだが、例えば「希望がもてる状態こそが幸福」という言い方もできる。筆者の実感としても、希望と幸福を区別することにはかなり抵抗がある。

もう一点、若い世代（に限らないが）のひきこもり事例を診てきた立場からすれば、彼らの不幸を作り出しているのもまた、未来への展望のなさ、すなわち「絶望」であることは確実である。

内閣府調査の手法からみても、回答者にニートやひきこもりの若者が含まれている可能性は低いと考えられる。つまりこの種の調査が、「不幸」でありなおかつ「非社会的」であるような若者の声を十分に拾うことが難しい、という限界は考慮しておくべきだろう。

「変わらなさ」と「幸福」の関係

ここでもう一度、先ほど筆者が取りあげた問題、すなわち「変わらなさ」への確信、に戻ろう。この感覚は単なる「諦観」でもないし、まして「絶望」という言葉ではニュアンスが強すぎる。ただ「自分は自分で変わりようがない」ことの確信なのである。いや、それはむしろ「確信」とすら呼べない、空気のような自明性なのかもしれない。筆者の考えでは、この「変わりようがない」という部分こそが重要なのだ。

繰り返すが、この感覚は諦観でも絶望でもない。つまり「変わりっこない」という否定的な考えというよりは、「変わる」ことへのリアルな手応えの欠如ゆえの「変わるって何?」「成熟ってどういうこと?」とでもいうような感覚である。もちろん現実には「変化」は否応なしに起こる。ただ、これに関してもしばしば「実感」がともなわない。ひきこもり経験者は、たとえ就労に成功しても、意識はひきこもりのままであることがよくあるのだ。

「将来、より幸せになるとは思えない」ことは、一見絶望に似てみえる。しかし筆者の考えでは、この言葉は「将来、さらに不幸になるとは思えない」という感覚と表裏一体なのだ。絶望や諦観と最も異なるのはこの点である。彼らは絶望しているのではない。ただ「変化」というものが信じられないのである。

もし「今よりも状況は、よくも悪くもならない」と信じられたら、あなたはどう感じるだろうか。おそらく現代の日本社会にあっては、「変化」の可能性そのものを断念することは「そこそこの幸福」を意味するのではないか。

古市と筆者との見解の違いはこの点である。未来に絶望しているからこそ「今が幸せ」なのだと彼は指摘するが、筆者はそれを「絶望」ではなく、「あらゆる変化を断念すること」と考えたい。こころから「何も変わらない」と思えたら、多くの人はその感覚を「満足」や「幸福」と〝翻訳〟してしまうのではないだろうか。

古市の調査に対するもうひとつの疑問点は、現在を「不幸」と感じている若者に対するリサーチの不足である。もし古市の解釈が正しければ、今「不幸」を感じている若者たちは将来に希望をもっているはずである。しかし、この点については何も述べられていない。あるのは七〇年代に不幸を訴えていた若者には希望があった、という印象論のみである。

しかし私自身の臨床経験から補足するなら、「不幸」な若者たちもまた、「幸福」な若者と同様に、「変化」の可能性を信じていない。つまりこういうことだ。今の若者における「幸福」も「不幸」も、「変化」の断念によってもたらされ、強化されているだけなのではないか。

「仲間」と「キャラ」

それでは、何が若者の「不幸」と「幸福」を分けているのか。

おそらくそれは「仲間」の存在である。

再び古市の著書に戻るなら、彼は二〇一〇年に内閣府が行った「国民生活選好度調査」の結果を引用している。ここで「幸福度を判断する際、重視した事項」について、一五〜二九歳の若者の六〇・四%が「友人関係」と答えていた。これは他の世代に比べても突出して高いという。

これは別の言い方をすれば「コミュニケーション」と「(仲間からの)承認」こそが、若者における幸福の条件、ということになる。ひきこもりの臨床経験からいいうることは、多くの若者(に限らないが)は、たとえ経済的には不遇であっても、コミュニケーションと承認さえあれば、そこそこ幸福になれてしまう、という事実である。むしろ現代にあっては、幸福の条件としての「コミュニケーションと承認」の地位が高くなりすぎた。先に指摘した「コミュニケーション偏重主義」は、その原因でありまた帰結でもある。

それらはある種の若者たちにとっては、いつでも無料でたやすく手に入れられるリソースであると同時に、いわゆる「コミュ障」の若者にとっては、どれほどコストをかけても手に入らない対象でもある。筆者にはこのギャップこそが、若者における「幸福」と「不幸」を分かつラインに思われてならない。

冒頭で述べたとおり、現代の若者は「承認」のために働く。それは仕事仲間からの承認、ということだけではない。例えば二〇代半ばを過ぎても就労していないという状況はかなり「ヤバい」。人としての義務を果たしていないからヤバいのではない。食えなくなるからヤバいわけでもない。就労していないことで仲間から承認が得られず、むろん異性からも受け入れられなくなってしまうことがヤバいのだ。

逆に、たとえニートであっても、仲間さえいれば幸せに生きていける。一部の自覚的なニート青年たちは、ネットを巧みに活用しながら、就労せずに生きていく道を選んでいる。たしかにインターネットは、手間と労力さえ惜しまなければ、誰でもそこから金銭を生み出すことが可能な場所だ（懸賞、募金、オークション、アフィリエイトなど多様な手法がある）。にもかかわらず、多くの若者が就労を望むのは、「仲間と同じ」であることが価値をもつためでなければ何だろうか。

ここで問題となるのは、まさに「コミュニケーション偏重」の風潮こそが、「変化の断念」をもたらしているのではないかと考えられるからだ。

詳しく述べる余裕はないが、若者のコミュニケーションと「キャラ」とは、切っても切れない関係にある（拙著『キャラクター精神分析―マンガ・文学・日本人』ちくま文庫、二〇一四年）。例えばここ数年ほど、学校空間における「キャラ」の重要性については、さまざまな立場から指摘されつつある。ある調査によれば、教室には生徒の人数分だけの「キャラ」が存在し、それらは微妙に差異化されながら、「キャラがかぶらないように」調整がなされているのだという。

「キャラ」とは、コミュニケーションの円滑化のために集団内で自動的に割り振られる仮想人格のことだ。「いじられキャラ」「おたくキャラ」「天然キャラ」など、必ずしも本人の自己認識とは一致しない場合もある。どんな「キャラ」と認識されるかで、その子の教室空間内での位置づけが決定するため、「キャラを演ずる」「キャラを変えない」という配慮が必要となる。

「キャラ」によるコミュニケーションの円滑化とは、相手のリアクションを予想しやすくするという意味もあるが、さらに重要なのは、しばしばコミュニケーションが「キャラの相互確認」に終始することがあるからだ。「お前こういうキャラだろ」というメッセージを再帰的に確認し合うこと。それは情報量のきわめて乏しい「毛づくろい」にも似ているが、親密さを育み承認を交換する機会としては最も重要なコミュニケーションでもある。

この種のコミュニケーションの快適さになれてしまった若者たちは、自らに与えられた「キャラ」の同一性を大切にする。成長や成熟を含むあらゆる「変化」は、「キャラ」を破壊し仲間との関係にも支障をきたしかねないため忌避されるようになる。コミュニケーション偏重が変化の断念をもたらすというのは、おおむねこういった理由による。

おわりに

最後に「若者のうつ」について、ごく簡単にふれておこう。

みてきたとおり、現代の若者にとって重要な価値を帯びているのは「コミュニケーション」と「承認」である。それは多くの若者の幸福の要因であるとともに、それが得られない若者にとっては決定的な不幸すら刻印する。たかがコミュニケーションの問題が幸・不幸に直結してしまうのは、「現状が変わらない」という確信ゆえである。

それゆえ若者の「うつ」もまた、「コミュニケーション」や「承認」をめぐって発生しやすくなる。職場で承認されなかった若者は、あっさり退職してひきこもり、うつ状態になってしまう。ここでも「たまたま生じた不適応」をきっかけに「自分はもともとそういう人間であり、それはこれからも変わらない」という思い込みが生じる。この考え方がうつ病と非常に親和性が高いのはいうまでもない。

以上、駆け足ではあったが、「若者の気分」と「若者のうつ」との関係を筆者なりに素描してみた。コミュニケーションと承認をめぐってこじれたうつ病の治療においては、まさに「人薬」が重要な意味をもつが、この点については拙著『「社会的うつ病」の治し方——人間関係をどう見直すか』（新潮選書、二〇一一年）を参照されたい。

4 「良い子」の挫折とひきこもり

常套句としての「良い子」の問題

「手のかからない良い子」という常套句がある。ひきこもり事例の両親から話を聞いていると、しばしばこの常套句に出くわす。この種の表現は、たとえは悪いが事件の犯人の近隣住民が、インタビュー場面で口にする「とてもそんなことをするような人には見えなかった」といった言葉と同程度には紋切り型である。

子育ては常に物語性を帯びている。ここでいう「良い子」とは、しばしば「記憶の中の良い子」イメージである。記憶はしばしば事後的に加工され、はなはだしきは捏造される。成功者の母親は、しばしば過去の問題について語るだろう。「昔はさんざん苦労させられたけれど、今は立派になって……」と。ここには成長という物語があり、主役は晴れて養育に成功した母親だ。

ならば逆の場合もあろう。現時点での不適応は、常に過去の適応と対比される。

「あんなに良い子だったのに……（今はダメになってしまった）」という悲劇の構造だ。「良い子バイアス」と名づけたいほどの紋切り型が定着したのは、ひとつにはこうした背景があるのではないか。

加えて、いまや七〇万人ともいわれるひきこもり全体に、こうした「『良い子』↓ひきこもり」のモデルが該当するわけでもない。問題の規模はもはや若年ホームレスや不登校などと同様に、社会的排除と呼ぶべき規模に至っており、「良い子」の問題はありうるとしてもその一部に過ぎないことは確認しておこう。

しかしだからといって、ひきこもり臨床において「良い子」が問題ではない、という意味ではない。「良い子」という常套句が、語り残された多くのものを隠蔽している可能性については、神田橋條治がすでに指摘している。誰にとって、どのような意味で、「良い子」だったのか。その内実はあんがいさまざまだ。

われわれがイメージする「良い子」、さらに詳しく言えば「手のかからない良い子」とは、どんなものなのだろうか。

すぐに浮かぶイメージは、大人しく従順で、それほど自己主張はせず、勉強などやるべきことは大人から言われる前に進んでこなし、家事なども積極的に手伝う、というあたりだろうか。

しかし、それだけでは十分とは言えない。良い子の必須条件とは、まず第一に対他的配慮である。「周囲の大人たちが自分をどう見ているか」を客観的に判断し、大人の期待に先取り的に答えていくこと。自分を取り巻く〝空気〟の内実を瞬時に察知するだけのアンテナを鋭敏にはたらかせること。そうした身振りが半自動的に身についてしまっていること。

「自分に許される振る舞い」の範囲は、周囲の思惑よりも少しマージンを多めに取ることになるだろうから、その子は必要以上に控えめで内省的にみえるであろう。言うなれば、この子たちの関心事は、ほとんど常に親の願望や欲望に向けられることになるのである。関心事であるばかりか、彼らの欲望は、ほとんど親のそれと同一化してしまっていることすらしばしばある。

アダルト・チルドレンとの類似性

このような彼らの身の処し方は、見かけ上、アダルト・チルドレン（ＡＣ）のそれによく似ている。一言でＡＣと言っても、いろいろな特徴があるが、病理的な意味での「良い子」に共通する項目には、おおよそ以下のようなものがある。

自己信頼感の欠如、自分を認められない、対人不安、自己批判、対人依存、不完全感と完璧主義、過剰な責任感、べき論と低い受容性、思考の二極化、自己関連づけ、マイナス思考、判断に自信がない、断れない・頼めない、怒りの衝動、漠然とした不安感や空虚感などなど。

ここでは特に「過剰な責任感」に注目したい。ACにおいては「自分の負うべき責任の範囲がわからなくなる」という傾向が指摘されている。その結果、この世界に起こる悪い出来事は、すべて「自己責任」として処理されてしまう。これが自信の欠如や対人不安、不全感やマイナス思考につながることは容易に想像されるであろう。

ACをもたらすとされる機能不全家族においては、しばしば「条件つきの承認」が問題視される。無条件に愛するのではなく、親の期待を満たすこと、例えば「良い子にしていれば」「成績が良ければ」といった条件つきで子どもを肯定し愛し続けること。ここに過保護、過干渉が加われば、きわめて支配的な親子関係が成立することになる。

なぜ、こうした親子関係がAC的な葛藤につながるのだろうか。

「条件つき」という場合の「条件」には、一定の基準があるわけではない。それは「親の期待」というきわめて曖昧なハードルであり、ハードルの高さは子どもの現状に合わせて変動する。「這えば立て、立てば歩め」とばかりに、親の期待は、常に子どもの現状よりも高いレベルに設定され続けるため、「これでよい」という判断はほぼありえない。

こうした期待を向けられ続ける限り、子どもは一定の達成感を得られず苦しむことになる。条件つき愛情が、しばしば精神的虐待とまで呼ばれるのはこのためでもある。さらに言えば、このような不安感に晒され続けていると、不幸な出来事に対する因果関係の把握が困難になりがちだ。自分の身に悪いことが起こった場合、どこまでが自分の責任であるかを判断することが難しくなる。

このとき子どもは、大人から見捨てられることを回避しようとして、あらゆる不幸の責任を一身に引き受けようとする。「悪いのはすべて自分である」と考えることは辛いことだが、不幸の原因について詮索したり、誰かのせいにして他人を恨んだりする苦痛を免れうるという意味からは、逃避行動のひとつでもありうる。その意味で「すべて自分が悪い」とする考えは「自分の取るべき責任を明確にする」行為よりも未熟な段階のものである。また、極端な自責は極端な他責へと容易に反転する可能性を秘めている、という問題もある。

「良い子」ゆえの不適応

さて、たとえ「良い子」のままであっても、子どもはある年齢まではうまくやることができる。それは一般に前思春期まで、と考えられる。これは、この年齢までは、両親による承認のみで自我を支えることが可能であり、場合によってはある種の成熟に達することすらも可能であるからだ。

しかし、「良い子」という属性が適応的に機能することがありうるとしても、せいぜいこの時期までである。思春期以降の成熟過程にあっては、家族以外の他者との関係が欠かせない。しかし他者との関係を作っていくうえで、「良い子」の行動パターンはしばしば不利な属性となってしまう。

誰もが経験するように、思春期以降に決定的な価値をもつのは、同世代の仲間との関係である。この時期は友人や恋人の存在が、しばしば家族よりもはるかに高い価値をもつ。家族よりも仲間からの承認が価値をもつため、家族からの承認向けに形成された「良い子」のキャラクターは、むしろ積極的に放棄されることになるのだ。

ひきこもりは、しばしば思春期において起こるが、彼らはこの時期に、同世代の仲間との親密な関係をもつことに失敗していることが多い。比喩的に言えば「良い子」キャラのままで成熟が止まってしまい、それ以降は良い子であることが社会適応をさまたげているという事態が起きているようにみえる。

その意味で「良い子」キャラとは、そのまま未成熟さを示す属性である。青年期以降も「良い子」であり続けることの問題が、ひきこもり青年においてはもっとも如実に出ているといっても過言ではない。このように言いうるのは、良い子とひきこもり青年に共通する特徴ゆえである。

それは「自己愛の失調」と「欲望の混乱」である。

彼らは自己の評価を親からの承認に依存するため、とりわけ思春期以降には自己愛の混乱が起こりやすい。また、自分が何を求めているかをうまく理解できないか、たとえ理解できても、それをうまく表現できない。

なぜ、このようなことが起こるのか。もちろんそこには、ACに関連して述べたような、機能不全家族の問題も絡んでくるだろう。しかし欲望の問題は、決して家族だけに帰責できるものではない。

ここで問題となるのは、家族以外の他者との関わりである。他者との関わりのもとで、人間の自己愛と欲望は洗練され、成熟を遂げていくだろう。この過程についてもっとも精緻に記したのは精神分析家のハインツ・コフート（一九一三—一九八一）である。

コフートの発達理論

以下、コフート理論について簡単に紹介しておこう。

H・コフートは、人間の一生を自己愛の成熟過程として捉えた。ここで重要となるのは、まるで自分の一部として感じられるような他者、すなわち「自己—対象」との関係である。例えば乳児にとっては、母親が最初の重要な「自己—対象」となる。このほかにも両親、きょうだい、友人、恋人、恩師、同僚などが自己—対象となりうる。自己はさまざまな「自己—対象」との関係を通じて、新たな能力を取り込んでゆく。

コフートによれば、発達途上の人間の自己には、二つの「極」がある。「向上心（野心）」と「理想」である。この二つは、いわば「エンジン」と「ゴール」の関係にある。野心を育んでくれるのは、主に母親からの無条件の承認とされている。またゴールは、理想化された親のイメージをもとに形成される。

ここまでは家族のもとにおける発達の過程だ。この次に重要になってくるのは、きょうだいや友人などといった「自己—対象」との関係である。

この関係が、自分と他人は同じ人間であるという同胞意識をもたらす。さらにこの関係は、先に述べた自己の二つの極（野心と理想）の間に生ずる緊張によって活性化され、才能や技術などの執行機能を発達させる。

以上をまとめると、次のようになる。両親のもとでエンジンとゴールが与えられ、同胞との関係の中でエンジンとゴールを結びつけるためのスキルが与えられる。つまり、家族以外の対人関係は、野心を理想に近づけるためのスキルを獲得するうえできわめて重要な意味をもつ。もちろんここでいう「スキル」には、ときには妥協し、あるいは断念するという身振りも含まれている。

「良い子」のままでいるということは、こうしたスキルに関しては未熟な段階にとどまり続けることを意味するだろう。その結果、現実的には不釣り合いな理想に固執してしまったり、なんら理想を抱くことができずに空転が続いたり、といった問題が生じることになる。

これらの問題は、自己愛をきわめて不安定なものにしてしまう。過剰に自責的になったり、自傷行為を繰り返したり、あるいは逆に、誇大すぎる自己イメージをもってしまったりという問題は、こうした自己愛の不安定さに起因する。自分の要求が叶えられないと「自己愛憤怒」に駆られて家庭内暴力をふるってしまうような場合もある。

コフートの表現を借りるなら、かくして自己愛の発達は停止し、自己は断片化し、こころの構造に欠損が残り、未熟な誇大自己が保持される、ということになる（ただしコフートは、母親による共感をもっとも重視しているが、私はあえて仲間関係のほうに重きをおいている）。

ここに「欲望の混乱」が加わる。人間の欲望は他者をひな型にして与えられるものだ。精神分析家ラカンの言葉に「欲望は他者の欲望である」というものがあるが、これはひきこもりの臨床現場では、文字どおりの意味に受け取って構わない。つまり、他者が存在しないところに欲望は存在しないのである。先ほどふれた良い子とひきこもり青年に共通する「欲望の混乱」は、ここに起因する。

ここまでの過程で重要なことは、野心にしても理想にしても、それは子どものこころの中に自発的に生ずるものであって、決して周囲から押しつけられるべきものではない、ということである。しつけによって規範は教えられても、理想を与えることはできない。子どもに「良い子」であることを期待し続けるということは、しばしば野心と理想の抑圧につながってしまうだろう。

そうだとしても、もちろん「良い子」にはまだチャンスはある。コフートは人間の自己愛は一生を通じて成熟し続けるものと考えていた。たとえ親の養育方針が間違っていても、やり直しはできる。思春期以降に出会う仲間や友人といった重要な「自己―対象」との出会いによって、もう一度自己愛の修復（治療）をはかることは不可能ではないのだ。

ひきこもりが問題となるのは、この「やり直し」においてつまずきが起こるためでもある。「良い子」の自己愛を修復しようにも、両親との関係から離れて家族以外の他者と出会うことがなければ、自己愛の成熟はそこで止まってしまう。拙著『社会的ひきこもり――終わらない思春期』(PHP新書、一九九八年)のサブタイトルは、まさに思春期において成熟が停止したまま暦年齢を重ねていく姿を意味している。

いかにして「良い子」を卒業するか

コフートによれば、自己愛の最も望ましい発達条件は、青年期や成人期を通じて支持的な対象が持続することとされている。特に青年期において、自分を無条件で支持してくれる人が一人でもいることが重要で、これは親友でも恩師でも構わない。

ひきこもりからの回復に成功した事例の多くに共通するのは、ある時点で、そうした第三者による介入がなされている点だ。ひきこもり青年を批判せずにまるごと受け入れ、信頼を裏切らないような対象との関係をもてるかどうかが重要なのである。

みてきたように、家族は自己愛システムの基礎を形成してくれるが、青年期以降はもはや自己の一部に近い位置づけとなるため、「他者」としてスキルの形成に寄与することはない。このとき自己愛システムを支える他者は、可能な限り複数であることが望ましい。システムの構造は、より複雑であるほうが安定性が高いためである。

近年、とりわけ震災以降、「社会関係資本 social capital」という言葉がしばしば聞かれるようになった。これは、人々のもつ信頼関係や人間関係、それも上司と部下のような上下関係ではなく、利害関係から離れた横のつながりを指している。この言葉は、経済効率やセーフティネットとしての意味合いで用いられることが多いのだが、私は個人的には、今後のメンタルヘルスを考えていくうえでの重要なキーワードたりうると考えている。

例えば自殺予防の目的でなされる「心理学的剖検」（自殺者の生前の心理状態を家族や知人の証言から推測する手法）という研究分野においては、社会との連帯感が自殺を予防するうえで重要な要素であることが指摘されている。

精神医学は、個人病理における家族関係の機能までは、かなり精緻な議論を積み重ねてきたが、友人関係以上に距離のある対人関係の意味については、十分な検討がなされてこなかった。しかし「ひきこもり」臨床で決定的な意味をもつのは、まさにこの領域なのである。「良い子」の病理としての「ひきこもり」を考える場合、社会関係資本のあり方を見直すことが今後いっそう重視されることになるだろう。

5 サブカルチャー／ネットとのつきあい方

はじめに

子どもとサブカルチャーのつきあい方は、繰り返し問題とされてきた。ここで「サブカル」は「メディア」や「インターネット」と置きかえてもよい。

この領域では、無関心かヒステリックな有害論がしばしば語られる。子どもを取り巻く情報環境は時代とともに大きく変化しつつあり、その変化に追随できない大人の側が、メディア悪玉論につい走ってしまう、という事情もあるだろう。

悪玉論はほぼ例外なく印象論であり、偏見と誤解に満ちている。何かを語り起こす際、まず誤解を解く作業から始めなければならないことは難儀ではあるが。いずれも「近頃の若者は～」という論調と同様、偏見の形式としては一種の定型である。古くは「文学などやると自殺を考えるようになる」「エレキを弾くと不良になる」「テレビを見ると自閉症になる」その他いろいろ。

この種の主張にはもはや既視感しか覚えないが、新しいメディアが登場するたびに、こうした主張はゾンビのようによみがえってきた。比較的新しいところでは「ゲーム脳」あるいは「脳内汚染」が知られている。私は必ずしも常に生物学主義やエビデンス主義の立場をとるわけではないが、この種の科学を偽装した議論には徹底批判もあえて辞さない。

「ゲーム脳」や「脳内汚染」の主張には、およそいかなる科学的根拠も存在しない。そこにあるのは、はじめに結論ありきの印象論に基づく恣意的なデータ操作と、専門用語による粉飾、それだけだ。

あれだけ騒がれた『ゲーム脳の恐怖』（NHK生活人新書、二〇〇二年）の著者・森昭雄氏には、そもそも脳波を読む基本的能力が欠けていることを私は入念に指摘した。『脳内汚染』（文藝春秋、二〇〇五年）の著者・岡田尊司氏が根拠としている少年犯罪の急増という事実は、そもそも統計的に存在しない。情報をウィルス扱いする論調に至ってはさらに深刻で、SFにしても出来が悪い。

ある種のメディアの形式そのものが有害であるという言説には常に根拠がない。この点をまず確認しておこう。そもそも、あるメディアに対する危機感を一方的にあおるだけの警告が正しかったことが、かつて一度でもあっただろうか？

この種のメディア有害説は論ずるにも値しないが、メディア有害論者の精神病理についてなら検討しておく価値がある。これはメディア論で言うところの「第三者効果」(デービソン)そのものである。メディアの影響は常に自分よりも他人にとって大きいものとみなされやすい、という傾向を指す言葉だ。

これは現在に至るまで、わが国(に限らないが)における、子どもに対するメディアの悪影響論の基調をなしている。悪影響を強調する者は、きまって「自分はメディアから悪影響を受けるほど愚かしくはない」ということを自明の前提として「愚かな子どもたちはメディアの悪影響を直接に受けてしまう」と結論づける。

ひとたびそのように確信することができた主体は、いたるところに自らの議論を実証してくれるような想像的他者を発見するだろう。要するにそれが自己愛の問題であるということに無自覚であるという問題が根本にあるのだ。

こうした悪玉論には被害感も多分に絡む。子どもたちは、ケータイやインターネットといった大人の管理が及ばない秘密の場所で、有害な情報やたちの悪い仲間たちからろくでもない影響を受け取っているに違いない、という被害妄想的な思い込みである。

その一方で、メディアを消費する子どもたちにとっては、「第三者効果」は別の形で現れるだろう。「自分たちがこの番組を見ることを、大人たちは非難するだろう」という予測込みで番組（ネット）を見る、というほどの意味である。こうなると、そこにあるのは不毛な腹の探り合いのみだ。それが抑止につながるか、あるいはいっそうの没入を招くのかは、その子の資質や家庭環境によってさまざまであるにせよ。

では、メディアで伝達される「内容」はどうか。暴力的、あるいは性的なメディアの内容が子どもを暴力的にする危険性については、一九六〇年代からさまざまな検証が試みられてきているが、この問題は基本的には決着をみていない。つまり、それを支持する実験データと同じくらい、それを否定するデータが蓄積されているため、いまだ研究者間では合意に至っていないのである。

検証するまでもない常識として述べておくなら、歴史上、人間集団をもっとも暴力的にしてきた「情報」として「宗教」と「思想」がある。これらの暴力誘発効果たるや、とうていゲームやアニメの比ではない。

わが国について言えば、「オウム」や「全共闘」のしてきたことをざっとみるだけで十分だろう。にもかかわらず「信教」と「思想」の自由が認められたこの国で、サブカルチャーに関してのみ表現規制の問題が繰り返し議論されるのは、大いなる矛盾というほかはない。

ところで、メディアと暴力との関係については、以下のような分類がある（佐々木輝美『メディアと暴力』勁草書房、一九九六年）。

①カタルシス理論（暴力場面を見ることで精神が浄化され、暴力を抑制する）

②観察学習理論（暴力場面を見ることで、暴力を学んでしまう）

③脱感作理論（暴力場面を多く見ると、暴力を見慣れてしまう）

④カルティベーション理論（虚構世界と現実世界の混同が起こり、暴力に対して実際以上に恐怖を抱いてしまう）

みてのとおり、ここには相互に矛盾する複数の見解がある。この種のメディア研究の問題は、きわめて限定された条件下での実験データを、われわれの日常生活にそのまま当てはめようとする点にある。

実験というコンテクスト下での影響と、なにげなく接する普段の生活におけるそれとでは、まったく受け止め方が異なるのは当然である。また実験によって観察可能なのは、多くの場合、ごく短期的な反応のみで、それが人格形成上で及ぼすであろう長期的影響などについては評価のしようがないという限界もある。「メディアの影響」のような変数の多すぎる複雑な問題を、例えば疫学モデルのコホート研究（ある集団《コホート》を対象に長期間、追跡調査を行う研究）のような形で検証することは、きわめて困難であるからだ。

個人的な見解を述べておくなら、長期的にみた場合には、メディアのカタルシス効果が最も強力であろうと私は考えている。その根拠は、青少年犯罪の減少ぶりだ。とりわけ殺人の件数は、八〇年代以降、ピーク時である昭和三五年の四分の一程度で推移している。性犯罪率も同様に低い水準であり、国際比較においても世界最低レベルであることはよく指摘される。

私はこうした傾向の一因として、暴力や性表現に寛容な日本のメディア事情が関与すると考えているのだが、この点をあまり言い募ると、結局は「メディア悪玉論」の反転形にしかならないので、今はこのくらいに留めておこう。

ケータイといじめ

抽象的な話はこのくらいにして、本論では具体的に「ケータイ」「インターネット」についてとりあげる。いずれも規制が問題となる領域であるためだ。

二〇一一年二月、内閣府は「青少年のインターネット利用環境実態調査」を発表した。これは二〇〇九年四月に施行された「青少年インターネット環境整備法」をフォローする目的で継続されている調査である。二〇一〇年九月の時点で一七歳以下だった青少年二〇〇〇人とその同居の保護者二〇〇〇人を対象に、調査員による個別面接が実施された。

調査結果の一部をみてみよう。

携帯電話（P.HS含む）所有率は、小学生では約二割、中学生では五割弱、高校生では九七％。パソコンの使用は、小学生では約八割、中学生では八割半ば、高校生では九割弱だった。

携帯電話所有者のインターネット（メール含む）利用率は、小学生で八割半ば、中高生ではほとんど全員で、パソコン使用者のネット利用率は、小学生七割台前半、中高校生は約九割だった。

この調査結果からも明らかなように、現代の子どもたちにとって、もはやケータイは手放せない生活必需品になりつつある。とりわけ携帯メールは、電話以上に重要なコミュニケーションツールであり、「即レス」や「電話前にメール」といった、さまざまな「作法」も定着しつつある。

男女別でみると、男子はゲームやネットで遊び、女子は「プロフ」「SNS」で交流するという使い方が中心のようだ。ケータイが高機能になり、利用可能なサービスが多様化するにつれ、ケータイの利用法も棲み分けが進んでいくのである。

思春期はこうしたメディアの棲み分けにもっとも適応度が高い時代である。彼らは積極的に多様なメディアを使いこなし、ときにはきわめて創造的な使い方を工夫したりもする。

その一方で、子どもたちが携帯やネットを用いることで起こるとされる問題には、実に多種多様なものがある。個人情報の流出、著作権の侵害、性犯罪被害、不正請求、フィッシング詐欺、オンラインゲーム中毒などが主だったところだろうか。

ひところ大きくとりざたされたのは、いわゆる「学校裏サイト」や「プロフ」などで起こるいじめ問題である。ちなみに「プロフ」とは携帯サイト上のシンプルな個人ホームページのことで、二〇〇七年の時点では、女子高生の半数近くが利用していると報道されていた。

顔写真、氏名、年齢、住所から好きな食べ物やタレント、趣味に至る個人情報が詳細に記されている。彼女たちはそれを名刺代わりに交換しあって友人関係を広げ交流を深めるのだが、その一方でゲストブックの書き込みからケンカやいじめに発展する例も知られている。

こうした「ネットいじめ」が注目されるひとつのきっかけとなったのは、二〇〇四年六月に長崎県佐世保市で起きた、小学六年生の女児が同級生に殺害される事件であろう。もともとは仲のよかった彼女たちの関係がこじれたのは、ホームページ上での悪口がきっかけであったとされる。「学校裏サイト」、すなわち同じ学校の子どもたちが自主的に運営している掲示板なども、そうしたいじめの温床であると問題視された。しかし「学校裏サイト」について、綿密な取材を行った荻上チキによれば、いわゆる「裏サイト」のほとんどは健全なやりとりが中心であり、その危険性が誇大に喧伝され過ぎている（『ネットいじめ―ウェブ社会と終わりなき「キャラ戦争」』ＰＨＰ新書、二〇〇八年）。その意味で荻上は、「学校裏サイト」という名称は適切ではなく、実際には生徒たちが交流目的で自発的に作った「学校勝手サイト」と呼ぶべきである、と主張している。

たしかに、ネットを舞台としたいじめは存在する。しかしその多くは、現実の人間関係（いじめ関係）の反映に過ぎない。言い換えるなら、ケータイやネットに接続すること自体がいじめの原因となるような事態は、ほとんど起きていないのだ。もちろん、いじめそのものは憂慮すべき事態であるが、そこにネット固有の要因はあまりない、と言うことはできるだろう。

それゆえ対応の基本は、やみくもなネットの規制ではない。そもそも携帯電話やインターネットは、すでに現代社会における基本的なインフラの一つとなっている。その意味で学校がなすべきことは、利用の制限ではなく、適切な利用法の教育ということになる。

ネットいじめを例にとるなら、通常のいじめと同様に、学校側は徹底した対抗策を講ずる必要がある。被害者のケアはもちろん、関係した生徒への注意ないし処分（場合によってはケア）を行うとともに、いじめ問題に対する教育的指導の強化を図る必要がある。ここまでは通常のいじめ対応策と同じだ。

さらにネット上の対応としては、裏サイトの閉鎖と、より健全な表サイトへの誘導などに取り組む必要がある。ただし、ここで重要なのは「監視と規制の強化」ではない。ネット上で起こるすべての問題を、教師だけの取り組みで予防できるはずもない。そうではなくて、生徒に教師の側の「取り組みの姿勢」をきちんと示す、これが重要なのである。

そのためにも、まずは少数のルールをしっかりと教え、実際に日常で使わせてみないことには、そもそも教育にならないのだ。

それでは、いかなるルールが優先されるべきか。例えばインターネット協会の大久保貴世は、子どもに覚えてほしいたった一つの知識として「ネットは、匿名でも、誰が発信したのか特定できる」ことを挙げている。私はネット空間の特殊性に配慮しつつ、「ネット上で悪口を書き込んだり、喧嘩をしてはいけない」というルールをこれに加えたい。

「依存」の問題

ついで問題となるのは「インターネット依存」である。

これは目的のいかんを問わず、インターネットに接続した活動に没頭し続けた結果、日常生活に支障をきたすまでに至った状態を指す。精神科医イワン・ゴールドバーグやキンバリー・ヤングらの研究が知られている。

またグリフィスは「インターネット中毒」にも適用可能な「中毒」の概念として「突出性」「気分の変化」「耐性」「離脱」「葛藤」「再発」の六つを診断基準とした。DSM－Ⅳ（Diagnostic and Statistical Manual of Mental Disorders-Ⅳ：アメリカ精神医学会が編纂した診断と統計のためのマニュアル）では放火癖や病的賭博に近い「312.30 特定不能の衝動制御の障害」に分類されるが、過食や買い物依存のようなプロセス嗜癖の一種と見なす立場もある。しかし、この状態を臨床単位に含めるかどうかについての議論は、いまだ決着をみていない。

ついでに言えば、韓国ではオンラインゲーム依存によるひきこもり状態が急増中で、国家青少年委員会が治療キャンプを主催するなどの対策が取られている。治療の基本はネットを切断するのではなく、接続時間の自己コントロールを学ばせることとされている。

わが国でも韓国ほどではないが、オンラインゲーム依存は問題となっている。一日十数時間をゲームに費やした結果、家族関係が破綻したり失職したりする事例もあり、「ネトゲ廃人」なるスラングまであるほどだ。私自身も一〇代からオンラインゲームに依存してひきこもり状態が長期化している事例を複数診てきた。

これに関連する報道としては、二〇一〇年四月一七日、愛知県豊川市で、三〇歳の長男が一歳の姪を含む家族五人を殺傷し自宅に放火するといういたましい事件があった。長男は中学卒業後就労するも対人関係が苦手で仕事が続かず、十数年来のひきこもり状態だったという。また浪費癖があり、ネットオークションや通信販売で二〇〇万円以上の借金を抱えていた。

長男による家庭内暴力はそれまでも何度かあり、警察沙汰を繰り返していた。浪費にたまりかねた父親が、インターネットの契約を無断で解約したことで長男が激高し、この惨劇につながったものである。

多くのメディアはこの事件を、「ひきこもり」と「インターネット」が引き起こした殺人、というニュアンスで報じた。しかし私のみるところ、この事件は従来から繰り返されている、家庭内暴力に起因する家族殺人の典型的事例である。ただし、攻撃性を誘発するきっかけとしてネットが絡む点が新しい。

こうした事件を予防することは不可能ではない。ただしそのためには、家族の毅然とした姿勢が必須のものとなる。この事件に関していえば、ネット云々以前に、「暴力の徹底拒否」と「小遣いの上限設定」がなされるべきだった。事件の家族は本人にクレジットカードを自由に使わせていたらしい。こうした枠組みの欠如は暴力の温床になりやすいのだ。

まず月々与える小遣いの額を一定に制限し、それで暴力が出るようなら、通報や避難で対応する。たったこれだけのことを確実に実行するだけで、暴力は劇的に沈静化する。

ネット依存事例の相談に対しては、私は次のような指導からはじめることにしている。

まず本人との間でネットへの接続時間についての約束をさせる。監視が無理というならタイマーソフトを用いることもある。具体的には六時間程度に設定することが多い。もしこの約束が守れない場合は、プロバイダ料金の支払いをやめることも告げておく。親が自宅でもネットを使用する必要がある場合は、ＰＣや回線を別にしてパスワードで保護しておく。

ここで注意すべきなのは、親が感情的になってパソコンを壊したり回線を切断したりといった「暴力」をふるうべきではない、ということだ。近年、欧米でもゲームを禁止されたことによる親殺しの報道がなされているが、そのきっかけはしばしば、こうした暴力的切断である。料金の支払い停止は暴力ではない。本人がゲームの継続を望むなら、自分の小遣いなりバイト料なりで支払いをすればよいのだから。

これからパソコンを導入しようという家庭がネット依存を避けたいと思うなら、パソコンはリビングにしか置かないとか、無線ＬＡＮを設置しない、家族の共用として時間割を決める、といったやり方も推奨できる。

環境か文脈か

最後に、フィルタリングについて述べておきたい。

先ほど紹介した内閣府の調査によれば、青少年が有害サイトを閲覧できないようにする「フィルタリング機能」利用率は、携帯電話では、小学生約八割、中学生約七割、高校生が約五割と、前年度の調査結果と比べ、いずれも一〇ポイント以上増加している。パソコンのフィルタリング利用率も、携帯には及ばないが、全体としては上昇傾向にある。また携帯電話に関していえば、フィルタリングを使用していない生徒のほうが、トラブルに巻き込まれやすい、という結果となっている。

こうした意味からもフィルタリングソフトの利用は各家庭で意識的に検討されるべきであろう。一律に使用せよとまでは思わないが、単なる無関心ゆえの未使用よりは、あえてする未使用のほうに意味がある、ということだ。

子どもに及ぼすメディアの影響は、その内容以前に、受容文脈のいかんでまったく異なってくる。これを「限定効果説」と呼ぶが、私はこの仮説を全面的に支持するものだ。

子どもと深刻な話をしたくない親はいつの時代にも存在する。彼らは常に法律や条令によるメディアの規制を求めるだろう。しかし、安全な環境を与えれば子どもは安全に育つという発想は、私に言わせれば無根拠な信仰だ。

メディアをめぐる議論において、第一に問われるべきは、伝える側と受けとめる側の倫理性である。この倫理性こそは、安定的な図式に回収できない、ダイナミックな関係性と価値判断の領域である。表現そのものの暴力性と、その受容する側への影響との関係は、けっして単純には決まらない。それゆえ倫理性の表現は、常に最大限の

「表現の自由」を背景としてなされなければならない。

メディアに限らず、例えば教育やしつけにおいても、しばしば子どもたちに伝わるのは「内容（＝コンテンツ）」ではない。伝えるものの「姿勢」のほうである。それゆえ親や教師は、常にその「姿勢」が問われることになる。やみくもに子どもを叱ったり、一律に禁止したりする前に、まず自らがメディアとだらしないつきあい方をしていないかどうか、顧みておいても損はない。

私の考える「メディア・リテラシー」とは、まず第一に「さまざまなメディアとの適切なつきあい方」を意味している。無視するにせよ、枠づけするにせよ、あるいは規制するにせよ、それをする側の合理性と倫理性が常に問われているのである。

実は私は、あらゆる子どもがあらゆるメディアに自由に接するべきだとは考えていない。両親が一定の見識をもって、例えば「うちにはテレビはおかない」「インターネットは接続しない」と判断することもあっていい。その見識に一貫性があり、両親も一定の犠牲を払ってそうした枠組みを維持していくことは、その過程自体に意味がある。

好ましくないのはその反対で、一貫した見識もなく、場当たり的な気まぐれさで、子どもたちだけに、テレビやインターネットを禁じたり、一方的に取り上げたりすることだ。繰り返すが、こういったやみくもな規制は、それ自体が暴力である。この種の暴力は連鎖していくがゆえに有害である。

あるいは、むしろ新しいメディアについては、親の側に子どもから学ぼうという謙虚な姿勢があってよいようにも思われる。相手にものを教えようとするとき、人はごく自然に倫理的な態度をとろうとするものだ。このようなやりとりを通じて、親子の間で倫理観の芽をはぐくむきっかけが生まれるならば、メディアの悪影響などまったく案ずるに及ばないと私は考えている。

6　子どもから親への家庭内暴力

はじめに

本章では「家庭内暴力」のうち、主として子から親へと向かう暴力について論ずる。本題に入る前に、まずいくつかの前提について述べておきたい。

個人の資質や病理、思想信条とはおよそ無関係に生じてしまう暴力がある。ある種の「場」の作用によって賦活される暴力だ。この「場」の中では誰もが暴力的に振舞う可能性を強く帯びる。もちろん筆者が例外である、などと主張するつもりはない。「場」はどこにでもある。家庭が、教室が、体育館が、職場が、いつでもそうした「場」に転じうる。簡単に言えばこういうことだ。①密室性、②二者関係、③序列（権力関係）、この三点が揃ったとき、その場にいる誰もが、暴力的に振る舞う可能性がある。こうした要素は、家庭内暴力に限らず、DV、性暴力、体罰、いじめ、しごき、虐待など、ほぼすべての「暴力」に多かれ少なかれ共通すると言ってよい。

いくつか補足しておくなら、①はもちろん、本当に密室である必要はない。②が本当にその場に二者しかいないとは限らないことと同様に。ただ、個人がある対象との間に、他者の介在を排除するような鏡像的な関係を築くとき、筆者はそれを〝密室的な二者関係〟と呼ぶ。これが必ずしも「現前性」を必要としないことは、ネット上でも①と②は容易に両立しうることからもみてとれる。

③序列についてはやや複雑である。学校や訓練のように権力関係として固定されている場合はわかりやすいが、筆者の考えでは、例えば「依存」や「罪悪感」、あるいは「正義」すらも序列の原因となる。こうした序列が固定的な場合は、暴力も慢性化しやすい。

以上述べてきたような三条件は、子から親への家庭内暴力において最もよく当てはまる。

①密室性について言えば、この種の家庭内暴力が慢性化した場合、被害者である親たちは、暴力のことを誰にも相談できずにいることが多い。また、暴力が続いている場合、子が嫌がるため来客なども受け入れにくくなる。こうして家庭の密室性が次第に高まっていく。

家庭内暴力を振るう子の多くは不登校だったりひきこもりだったりすることが多い

ため、家族以外の人間関係をもたない。こうした状況下での親子関係は、しばしば〝母子密着〟的な二者関係に陥りやすい。

③の序列については、本来ならば子よりも親のほうが強い権力をもつと考えるのが一般的だが、家庭内暴力を振るう子の多くは、しばしば親の養育方針を批判し、過去の失言などを執拗に責め立てることで、親の責任感や罪悪感を刺激し、命令に逆らえない状態を作り出している。これは一種の「洗脳」である。

密室化した家庭は、この種の「洗脳」の温床たりうる。精神医学的な表現を用いるのなら、加害者の意図的な、あるいは巧まざる誘導と加害行為の繰り返しによって被害者に解離状態が生じ、意識野の狭窄や被暗示性の亢進のもと、加害者の理不尽な命令や暴力に対して逆らうことが困難になるのである。

このメカニズムは「共依存」における主要な要因でありうる。被害者が加害者に依存し、かばおうとする現象は家庭内暴力に限った話ではないが、いずれも同様の心理状態から発生すると考えられる。

家庭内暴力から「子殺し」へ

子から親への家庭内暴力は、体感的には現在も決して減少していないが、かつてに比べれば報道される機会は減っている。むしろ社会的関心は「虐待」や「DV」に向かっており、そうした暴力への関心は高いとは言えない状況がある。

筆者はかつて、大きく報道された家庭内暴力による五つの事件について検証を加えた[1]。①開成高校生殺人事件（一九七七年）、②予備校生金属バット殺人事件（一九八〇年）、③戸塚ヨットスクール事件（一九八三年）、④東京湯島・金属バット殺人事件（一九九六年）、⑤西鉄バスジャック事件（二〇〇〇年）である。

このうち①と④は暴力の被害者である親による「子殺し」事件であり、②は「親殺し」に至った事件である。子から親への家庭内暴力は、こじれた場合、このような最悪の事態に至りうる可能性がある。

法学者の大島俊之[2]は、子の家庭内暴力に苦しんだ親による「子殺し」事件を四例、詳細に報告し、論文の末尾に対策として筆者の著書『社会的ひきこもり』[3]からの引用（家庭内暴力に関する箇所）を掲載している。

本章で精神医学論文ではなく大島の報告を紹介する理由は、家庭内暴力から殺人事件に至るという最悪の事態についての報告は精神医学領域ではまず目にする機会がないためである。

大島論文から、「第一判決」として報告されている事例の概略を紹介しよう。

本件は一九八一年、長男の家庭内暴力に苦しんだ四四歳の父親が、一五歳（高一）の長男を絞殺した事件である。

父親は経営する貿易会社が倒産してから、長男を親戚宅へ預けて残務整理を行い、中学一年からは母方祖母の家で祖母、両親、長男の四人が同居するようになった。父親は仕事人間で、子育ては基本的に母親に任せきりであった。

長男は中二から不登校となり、ほぼ同時に母親に対して殴る、蹴るなどの家庭内暴力がはじまった。

長男が中三時に精神科医に相談したが、とくに異常なしとの診断で、治療は受けなかった。教育委員会その他にも相談したが、積極的な解決策につながる助言は得られなかった。

暴力の内容は下記のとおり。壁を激しく叩く、カーテンや衣類をカッターナイフで切り裂く、母親にあれこれ命令し、従わないとカッターを顔に突きつけて脅す、食事の準備をさせても気に入らないと床にぶちまける、祖母の花器や茶器を壊す、飼い犬を虐待する、隣家に石や生卵を投げ入れる、マッチに火をつけて床に放り出す、玄関のガラス戸を壊す、バイクや大金を要求し、受け入れられないと母親に大きな石を投げつける、母親の髪を引き抜く、灰皿を投げつける、電気コードで首を絞める等々。

一〇カ月間に及ぶすさまじい暴力のため、母親は心因反応の診断で精神科に通院を余儀なくされ、父親も仕事を休んで長男に付き添い鎮静につとめるがうまくゆかず、疲労困憊の極みにあった。

ある晩、長男がひとしきり暴れ疲れて眠ってしまったあと、父親は「このままでは将来、家族ばかりか他人にも迷惑をかける存在になる」と考え、本人を殺して自分も死のうと決意し、飼い犬のリードを就寝中の長男の首に巻きつけて窒息死させた。

判決文は被告である父親に対して同情的なものであり、深い悔悟の情が示されていること、近隣住民など二六〇〇余名から減刑嘆願書が出されていることなどを考慮し、懲役三年、執行猶予五年という温情的な判決が下された。

この判決文で注目されるのは、長男の暴力に対する被告人夫婦の対応を一応は批判しながらも、彼らが国立小児病院や都立松沢病院をはじめ、複数の専門機関に相談に行きながら、結局は「ある程度好きなようにさせて、本人の自覚を待て」といった内容の対応指導のみで、「真に有効適切な指示に接することはついにできなかった」としている点である。明言はされていないが、「専門家さえしっかりしてくれていたら……」との思いが透けて見える。

この点については、先の論文[1]で詳しく述べた。要するに、当時の専門家は「子どもの問題行動にはすべからく受容的に接するべし」という、およそ根拠のない「受容神話」の曖昧な信奉者がほとんどを占めていたのである。

私が紹介した四例、大島の紹介した四例（一例は重複するが）のすべてが、何らかの形で専門家に相談し、アドバイスを受けているが、その内容は実質的に「放置」と「暴力容認」である。その結果の「子殺し」であるならば、その責任のすべてが親にあると断ずることは、筆者にはとうていできかねる。

幸い、DV（大人の暴力）概念が普及して以降は、状況はかなり改善されつつある。少なくとも夫婦間の暴力については「容認論」などありえないためだ。暴力をはじめとする支配的な人間関係はいかなる場合でも認められない、という当然の認識が、常識として広く共有されることを願わずにはいられない。

暴力を拒否すること

ここに引用した事例は、実はそれほど極端な事例ではない。程度の差はあれ、同様の家庭内暴力に苦しむ家庭は決して珍しくない。家庭内暴力とDVの最大の違いは、家庭内暴力への対応の〝容易さ〟である。初期対応すら誤らなければ、子からの家庭内暴力をやめさせることはそれほど困難ではない。ならば、その背景にあるひきこもりの問題などに取り組むためにも、まずは家庭内暴力を鎮静化することに注力すべきであることは言うまでもない。

子から親への家庭内暴力と向き合う際に最も重要なのは、「暴力の徹底拒否」と「受容の枠組み設定」という基本指針に尽きる。

この事例を取り上げて、私であれば両親に対して、どのような対応を勧めたかを述べておきたい。

まず不登校については、焦って登校刺激をすることは避け、家で十分に休養させることを勧める。初期には親の言動への反発から暴力に至ることも多いので、叱咤激励や刺激的な言動を控えるように指導する。

そのうえで、本人からの言い分がある場合には、十分に時間をかけて傾聴することを勧める。たとえその内容が根も葉もない恨み辛みに過ぎないとしても、弁解や反論を控えてじっくりと耳を傾ける。これは事実関係の検証作業ではなく、いわば本人の「心的現実」の修復作業である。筆者は家族には「記憶の供養」と伝えることが多い。

傾聴する際に重要なのは「耳は貸すが手は貸さない」姿勢である。「言い分」はすべて聞き取るが、決して本人の「言いなり」にはならないという意味である。本事例がそうであるように、恨み辛みはしばしば金銭や高額な物品の要求として表現される。

しかし、程度にかかわらず、こうした要求には一切応じるべきではない。本人自身も理不尽であることは承知のうえなので、理由の説明は不要である。ただ「できない」「したくない」だけでよい。

すでに応じてしまっている場合、それをやめることで暴力がエスカレートすることへの恐れから、なかなか要求を拒否できないこともある。その場合は、まず暴力への対応を先に試みることを勧める。暴力の鎮静化が意外に容易であることがわかれば、自信をもって要求を拒否できるようになるだろう。

暴力への対応であるが、まず第一に、暴力を叱ったり、力ずくで止めたりすることがないように釘を刺しておく。母親への暴力を見かねて父親が介入した結果、暴力が父親にまで波及することも多いためである。暴力を力で制圧することは、結果的に暴力の肯定につながってしまう、という意味もある。

どこまでを暴力とみなすか、については、筆者は宮地尚子[5]による定義、「親密的領域において相手の個的領域を奪うこと」をさしあたり用いている。「個的領域」には時間、空間、尊厳、個人情報、安全などが含まれるため、「大声の威嚇」「締め出し」「居場所の占拠」「寝かせない」「土下座の強要」「使い走り」などはすべて暴力とみなすことになる。

子どもの暴力に対しては、初期段階から毅然として「暴力は嫌だ」という拒否の意思表示を繰り返す必要がある。ここでのポイントは「暴力はダメ」ではなく「嫌だ」と言い続けることである。「ダメ」は一般論の押しつけであり、叱咤激励と同じく子のこころには届かない。一方「イヤ」は対等の関係における個人的心情の表出であり、受け入れやすい。

ただし、「嫌だ」という意思表示は、言葉だけではなく、行動を通じて示し続けなければならない。具体的には「通報」もしくは「避難」の二つの方法がある。

本事例を読んでいていささか奇異に思われるのは、通常なら警察介入を要請してもおかしくないような場面ですら通報がなされていないという点である。また、暴力の主たる被害者である母親は、本人に石を投げつけられて入院となった際にも、本人が登校を再開すると医師の制止を振り切って退院している。母子関係がいかに「共依存」的な密着関係にあったかがうかがい知れる。

暴力がおさまらない場合、通報や避難をためらうべきではない。ただしそれらは、いずれも「暴力は嫌だ」という意思をアピールするためのパフォーマンスであることを忘れるべきではない。この点をふまえないと、通報から逮捕、医療保護入院という最悪の展開や、避難のつもりが長期間の別居になる、などといった本末転倒につながりやすい。

話を事例に戻すと、器物損壊や身体的暴力、あるいはカッターによる脅迫行為などは、すべて「通報」の対象となる。また、壁叩きや暴言、食事をぶちまけるなどの迷惑行為は「避難」のきっかけとしてよい。つまり、暴力の程度で使い分けるのである。あらかじめ「今度こういう行動があったら通報（避難）する」と予告しておくとなおよい。初期の暴力ならば、こうした予告だけで鎮静化することも珍しくないためだ。ただし、予告は実行を伴わなければ単なる恫喝に過ぎなくなることも銘記しておきたい。

通報のタイミングも重要である。激しい暴力が起こった場合、その直後、もしくは遅くともその日のうちには通報することが望ましい。暴力の直後は本人も罪悪感にかられ、反省していることが多いためである。悪いことをしたという自覚があり、予告もなされていれば「通報されてもやむなし」という判断が働くため、報復につながりにくい。

繰り返すが、「通報」は暴力拒否の意思を本人に確実に伝えるためのパフォーマンスであり、警官が来訪するだけで十分に目的は達成されている。実際、通報した場合は、警官到着までに暴力はおさまっていることがほとんどであり、勾留や入院はむしろ有害である。

暴力対応のコツの一つは、「いかに報復感情を刺激せずに、フェアな形でペナルティを与えるか」である。本人には一般的な善悪の判断力があり、それゆえ家の外で、あるいは他人に同じような暴力を振るうことはほとんどない。つまり「暴力＝悪」という理解はある。となれば重要なことは、一定のルールと枠組みを定めて、暴力は徹底拒否の姿勢を貫くことに尽きる。

器物損壊が頻回にある場合、つい壊れた家具をそのまま放置しがちになるが、これも逆効果である。壊れた家具が放置してあると、次の暴力への敷居が下がりやすいためだ。できるだけすみやかに修復すること、修復に際しては、できるだけ業者に依頼して来宅してもらうことが望ましい。暴力が必ず第三者の介入を呼ぶという経験を繰り返すことで、次の暴力への抑止効果が期待できる。

次いで「避難」について述べる。本事例は母親に対して嫌がらせ的な行為を繰り返し、ほとんど奴隷同然の扱いを続けていた。こうした関係は、いかにわが子の行為とはいえ、母親にとってトラウマ的なストレスをもたらす。事実、母親は「心因反応」の診断で精神科で治療を受ける結果になっている。

こうなる前に、母親はもう少し早い段階で「避難」を検討すべきだった。「逃げるしかない」ところまで追い込まれる前に、余裕をもって「逃げてみせる」ことが重要である。なぜなら避難の最大の目的は「可能な限り迅速かつ安全に帰宅すること」であるからだ。

避難において重要なのは、①避難のタイミング、②電話連絡、③帰宅のタイミングである。

まず、母親から長男に、こう伝えてもらう。「これ以上暴力を続けるのなら、あなたとは一緒に暮らせない」と。もちろん予告の抑止効果を期待してのことだ。

通報と同じく「逃げるタイミング」は、大きな暴力の直後、遅くともその日のうちに避難を完了することが望ましい。ただし、暴力を振るわれている最中に避難しようとするのは危険であり、いったんおさまってから実行することが望ましい。

避難先はホテルや実家、あるいはウィークリーマンションやアパートを借りておくといった方法もある。ちなみに筆者は、暴力被害を受けている親のほうを一時的に精神科病棟に入院させて鎮静化に成功した経験がある。

②避難直後の電話連絡は必ず行わせる。これは、親が避難すると、本人が強い見捨てられ感から自暴自棄になりやすいためである。「これから定期的に連絡する、生活の心配はいらない、いずれは帰るがいつになるかはわからない、どこにいるかも教え

られない、暴力が完全におさまるまでは帰らないが、あなたを見捨てたわけではない」とはっきり告げてもらう。

以後は定期的に電話連絡を続け、本人の態度の変化を冷静に観察する。暴力直後には本人も強い罪悪感にかられており、電話口で謝罪したり「もう暴れないから帰ってきてほしい」と懇願したりすることが多いが、暴力拒否の姿勢を強調する意味で、最低一週間は帰宅しないことが望ましい。

親が避難した場合の本人の感情はしばしば「後悔」→「怒り」→「諦め」という三段階で変化する。「怒り」の段階では、本人は親が避難したことを責め立て、「もう帰ってくるな」「家には入れない」などと暴言を吐くようになる。この段階ではまだ帰宅はできない。

その後、徐々に「怒り」は「諦め」にトーンダウンしていく。「もう暴力は振るえない」という意味での諦めである。具体的には暴言が減り、皮肉や嫌味が多くなる。この段階で、とりあえず「一時帰宅」を考える。いきなり完全帰宅しないのは、「まだ暴力を警戒している」というパフォーマンスである。

こうした一時帰宅を二、三回繰り返し、暴力が出なければ本格的に帰宅する。

入院についても触れておく。筆者の経験では、家庭内暴力の解決に入院治療はほとんど意味をなさないばかりか、報復感情をエスカレートさせる点ではむしろ最悪の選択肢である。そもそも子の家庭内暴力が入院対象なら、夫婦間暴力の加害者もそうであるはずだが、ＤＶの強制入院についてはそうした発想自体が存在しないことを想起されたい。

やむを得ず入院に踏み切った場合は、退院後の本人の生活をどうするかについて十分な検討をしておくべきである。経済的支援はするにしても、最低限、退院後の別居を前提にしないことには、暴力の再発（退院後の「お礼参り」など）を予防するのは難しい。

「場」が賦活する攻撃性

最後に、冒頭で述べたような「場」が、なにゆえに暴力性を賦活するか検討してみたい。ここで述べることは、多かれ少なかれ、暴力すべてに共通するメカニズムであると考えられる。

まず「密室的な二者関係」について述べる。

核家族の親子関係は、しばしばこうした密着関係になりやすい。このとき親子の関係は、精神分析家ラカン[6]の鏡像段階説に依拠して言えば、互いを鏡像とする二者関係、すなわち「双数的関係」に限りなく近づいていくことになる。

この関係においては、自己と他者の想像的な混同が容易に起こるため、両価性と攻撃性がともに賦活されやすい。それは比喩的に言えば、相互に依存しつつも互いの位置を奪い合おうとする主人と奴隷の関係に近い。自分が消されたくなければ、自分の居場所を他者から勝ち取り、他者に自分の価値を認めさせねばならないのだ。

つまり、二者関係そのものが、必然的に激しい攻撃性を賦活する契機をはらんでいるのである。

この攻撃性の様相を記述する際には、M・クライン[7]の理論が参考になる。二者関係においては「妄想―分裂態勢」や「投影性同一視」のメカニズムが賦活されることになる。

簡単に言えば「分裂」とは、善悪二元論的な極端な認識のありようを指している。こうした「分裂」ゆえに、本人の自己イメージも「無価値な人間」と「万能感」との間で揺れ動く。同時に親への認識も分裂を被り、依存対象としてべったりと甘えるか、敵対関係のもとで激しく攻撃するかのいずれかになりやすい。

「投影性同一視」とは、自分の感情を相手に投影することである。例えば、自分が怒っているのに相手が怒っているように感ずる場合などが該当する。いわゆる「げすの勘ぐり」に近い感覚である。

投影性同一視と妄想―分裂態勢が結びつくと、本人は自責感情を親に投影して、親を自分を非難する「敵」とみなし、しばしば激しい攻撃性を向けようとするのである。ならば「序列」は親子関係にいかなる効果を及ぼすだろうか。中根千枝が『タテ社会の人間関係』[8]で指摘したように、集団内部の序列は、その集団の閉鎖性を高め、内輪意識を強化する。これは家族のようなミクロな集団にも該当するだろう。親子間の非対称的な力関係は、それを強化すること自体が密室性を高めてしまう。

それゆえ暴力の対策においては、家族という密室に、いかにして「他者性」を導入するか、がつねに意識されなければならない。今村仁司の暴力論（「第三項排除」）をもじって言えば、いかにして第三項を再導入するかが重要な意味をもつのである。

それゆえ家庭内暴力の予防と対策は、こうした密室的な共依存関係と退行をいかに防ぎ、あるいはまともな関係を再構築するかにかかっている。

文献

[1] 斎藤環「家族と暴力―時代的変遷について」『精神科』一七巻、一―六頁、二〇一〇年

〔2〕大島俊之「家庭内暴力から子殺しへ―刑事判例に見る家庭の崩壊」『神戸学院法学』三四巻、一〇一三-一〇九六頁、二〇〇五年
〔3〕斎藤環『社会的ひきこもり―終わらない思春期』PHP新書、一九九八年
〔4〕斎藤環『「ひきこもり」救出マニュアル』PHP研究所、二〇〇二年
〔5〕宮地尚子「支配としてのDV―個的領域のありか」『現代思想』三三巻、一二一-一三三頁、青土社、二〇〇五年
〔6〕J・ラカン（宮本忠雄、竹内迪也、高橋徹他訳）『エクリI』弘文堂、一九七二年
〔7〕H・スィーガル（岩崎徹也訳）『メラニー・クライン入門』岩崎学術出版社、一九七七年
〔8〕中根千枝『タテ社会の人間関係』講談社現代新書、一九六七年

7　秋葉原事件――三年後の考察

はじめに

二〇〇八年六月八日、観光客や買い物客でごった返す秋葉原の歩行者天国で起きた通り魔事件、通称「秋葉原無差別殺傷事件」のことはいまだ記憶に新しい。

この事件で一七人を殺傷し殺人罪などに問われていた加藤智大被告（以下「加藤」とする）に、二〇一一年三月二四日、東京地方裁判所は求刑どおり死刑判決を言い渡した。同年三月三一日、加藤の弁護人は判決を不服として東京高裁に控訴した。

この事件は、被害の甚大さもさることながら、多くの社会的ないし文化的反響を呼び起こした。政府も事件に反応した。加藤が全国を転々として働く派遣労働者だったことから、舛添要一厚生労働大臣（当時）が臨時国会に派遣法改正案を提出すると発言し、大きく報道された（その後派遣法案はしばらく店《たな》ざらしとなった挙げ句に、二〇一一年の国会で大幅に後退した形で成立、二〇一二年に施行された）。

その一方で、若い世代からは加藤に同情、共感、あるいは英雄視する見方が大量に発生した。ネット上では事件直後から「加藤は神」「格差社会の英雄」といった評価が急増した。

マスコミでは多くの識者がこの事件にコメントを寄せた。そうした意見をまとめた書籍も複数出版された。そのほとんどは、格差社会の底辺であえぐフリーターやワーキングプアといった問題について言及しつつ、この事件の原因を社会のありように求めるものだった。

筆者もこの事件についてマスコミでコメントし、あるいは二つの書籍に論文を寄稿した（『アキバ通り魔事件をどう読むか⁉』洋泉社、二〇〇八年、大澤真幸編『アキハバラ発―〈00年代〉への問い』岩波書店、二〇〇八年）。今回の裁判における加藤の陳述を通じて認識を改めることになった部分もあれば、特に訂正の必要を感じなかったところもある。

いずれにせよ当時の状況を振り返る意味でも、二〇〇八年時点での筆者の論点を整理しておこう。

筆者は加藤が掲示板上などでしきりに自らを「不細工」と記し続けていた点に注目した。これは裁判での陳述から、彼が本気でそう思っていたと言うよりはむしろ、かなり誇張をまじえてそういうキャラを作ろうとしたことがわかっている。しかし、たとえ誇張があるとはいえ、やはりここには加藤の自己認識が露呈していると考えざるを得ない。

もしそうであるなら、加藤の犯行準備状態における心理状態に関しては、ひきこもりやニートにも共通する一種の「負け組」意識があったと考えられる。それはしばしば「自己否定的な自己愛」という形をとりやすい。これは加藤に関して言えば、「自分が不細工ではないなどと誰にも言わせない」といった、「確固たる自信のなさ」を意味する。

その意味で私は加藤を、格差社会や新自由主義の直接の被害者とは考えない。それらは必要条件ではあっても、十分条件とは言えないからだ。むしろ直接的に重要と思われるのは、現代社会を広汎に覆っているコミュニケーション偏重主義のほうである。

現代社会は、コミュニカティブであることが無条件に善とみなされる社会になりつつある。そのような社会にあっては、「発達障害」などの正当な理由なしにコミュニカティブであらざることは承認されにくい。コミュニケーション偏重主義は子ども社会にも浸透しており、例えば中学高校における「スクールカースト（教室内身分制）」の序列を決定づけるのもコミュニケーション・スキルの多寡であるとされている。

それゆえ学校時代にコミュニケーション弱者であること、そのようにみなされることは、その後の人生においても大きなハンデとなりうる。

若者の間で「コミュ力」（コミュニケーション能力）が問題とされ、仲間内でうまく喋れず「キョドって」（うろたえて挙動不審になって）いると「ＫＹ」（空気が読めない人）や「コミュ障」（コミュニケーションに障害がある人）とみなされ、「非モテ」（異性にもてない人）の「ぼっち」（一人ぼっち）として、ランチタイムには「ぼっち学食」（一人でする食事）や「便所飯」（一人で食事をする姿を見られたくないためトイレの個室で弁当などを食べる行為）をするほかはない状況になる。

コミュニケーションが不得手であるということについて、これほど多様なスラングがあること自体、若い世代の間でいかに「コミュ力」が重視され、あるいは過大評価されていることの傍証ではなくて何だろうか。

加藤が立てた「不細工」なキャラの造形は、はっきりと「非モテ」の「ぼっち」キャラに認定されていた。このキャラ設定は、たしかに実生活における加藤にそのまま該当はしなかったかもしれない。しかしだからといって、それが完全な捏造であったとも考えにくい。そうしたキャラこそが、彼自身が最も容易に自己投影できるキャラだったと考えられるからだ。

彼が自己を仮託しうるキャラとして、このような造形しかなしえなかったのだとすれば、その社会的背景としての「コミュニケーション偏重主義」についても、視野に入れておく必要があるであろう。

母親による「虐待」

ならば、現実の加藤はどのような人物であったのか。

まずは彼の生育環境からみてみよう。彼の家庭環境については事件直後からかなり詳しい報道がなされた。その生育歴は、知られるとおりかなり特異なものだ。とりわけ注目されたのは母親による虐待の存在である。

中島岳志『秋葉原事件―加藤智大の軌跡』(朝日文庫、二〇一三年)は、彼の生育歴から犯行に至るまでを加藤の裁判陳述や報道資料はもとより、丹念な取材に基づいて執筆された良質のドキュメンタリーである。以下、事実関係に関しては同書から引用しつつ検討を進めたい。

加藤は幼少期から両親、特に母親からきわめて厳しいしつけを受けて育てられていた。それは先述したように、虐待と呼べるほど過剰なものだった。

彼は小学生の頃から珠算やスイミングスクール、学習塾に通わされ、友人の家に遊びに行くことも、友人を家に呼ぶことも母親に禁じられていた。テレビ番組は『ドラえもん』『まんが日本昔ばなし』以外は視聴を禁じられていた。

それだけならば、やや厳格な家庭ならよくありそうな養育方針ではある。しかし、以下のようなエピソードはどうであろうか。

◎雪の降る厳寒の日に薄着で外に立たされているのを見たという近隣住民の証言がある。この住民は「両親があまりに厳しすぎて」「躾と虐待の境目が分かっていない」のではないかとも証言している（『サンデー毎日』二〇〇八年六月二九日号）。

◎小二のとき、風呂で九九の暗誦をさせられ、間違えると頭を押さえつけられてお湯に沈められた。

◎叱られて泣くとスタンプを一つ押され、スタンプ一〇個で新たな罰が加えられた。罰にはサウナのような屋根裏部屋に閉じ込める、口にタオルを詰め上からガムテープを貼る、などというものがあった。

◎母親は加藤や弟の夏休みの絵や作文も「検閲」した。誤字脱字があると何度も最初から書き直させ、内容も「先生ウケ」するように改変された。

◎「検閲」には「二〇秒ルール」があり、「この熟語を使った意図は？」といった質問をしてはカウントダウンを開始し、答えられないと顔を平手打ちされた。

◎加藤が中一のとき、食事が遅いことに腹を立てた母親が激高し、食べている途中の食事をチラシの上にぶちまけてそれを食べるように命じた。加藤は泣きながらそれを食べたが、父親はとりなしもせず黙って食事を続けていた。

◎中三で加藤が同級生の女性と交際し始めた際、母親は成績にプラスにならないからと反対し、女性からの手紙を見つけ出して冷蔵庫に貼りつけ、交際をやめないと転校させると加藤を脅した。転校が嫌で加藤は交際を断念した。

両親の叱り方の特徴は、叱る理由を一切説明しないことだったという。これについて加藤の弟は次のように証言している。

「母も含めて私の家族全員に言えるのは、叱ったり、怒ったりするときに、その理由を説明しないことです。だから私は幼いときから、怒られた理由を自分で考えねばなりませんでした。また、それを不可解なことだと思ったこともありませんでした。犯人が過度に独善的な判断・行動をとるのは、こうしたことが影響しているのかもしれません」（『週刊現代』二〇〇八年七月五日号）

もっとも、こうした行き過ぎた対応について、母親がまったく無自覚、無反省だったわけではない。加藤の弟は高校を退学してから自室にひきこもってしまった。彼が二〇歳で上京する際、母親は「お前たちがこうなってしまったのは自分のせいだ」とつぶやいて謝罪したという。

また、ほぼ同時期に、二三歳だった加藤が自殺未遂をして実家に帰った際にも、久しぶりに再会した母親は彼を抱きしめ「ごめんね」「よく帰ってきたね」とつぶやき、子どもの頃の行き過ぎた「教育」を謝罪したという。

こうした虐待について母親自身は次のように述べている。「夫が毎日のように酒を飲んで帰るのが遅く、暴れたり、帰宅しないこともあり、私はイライラし、子どもたちに八つ当たりすることがたびたびありました」（二〇一〇年七月二七日、東京地方裁判所公判）。

みてきたように、少なくとも「秋葉原事件」が、普通の家庭で育った普通の子の犯罪などではないことは明らかだ。しかし、だからといって、加藤の犯罪がいささかなりとも免責されるべきものでないことだけは明言しておこう。

この凶悪犯罪の責任は、すべて加藤個人に帰せられるべきである。本論で筆者が社会状況や家庭環境について検討を試みたからといって、この事件についていかなる意味でも社会や家族の「責任」を問うつもりはない。本論の目的は加藤のプロファイリングでも犯罪予防でもない。ただ、加藤という個人の〝病理〟の理解から、現代の社会病理に議論の射程を広げられたらとは考えている。

加藤の「アピール」

以上述べてきたように、加藤家のきわめていびつな養育環境が、加藤の人格形成に影響を及ぼさなかったとは考えにくい。中島の著作によれば、加藤を知る人の証言によると、彼はきわめて自己価値感情が低く、他者からの「承認」に飢えていた反面、はっきりした理由もなしにいきなり「キレる」人物とみなされていたようである。

彼の自己イメージは、例えば以下のようにいびつなものだった。

小学校の卒業アルバムに、彼は自分の性格を「短気」「ごうじょう」「どん感」「どじ」と書いている。クラス内での評価は「足が速い」など高かったにもかかわらず、である。あるいは中学校の卒業アルバムでは自己紹介をすべて英語で書き、そこには「weakpoint（弱点）」が「Being inquired of my past（過去を問われること）」、「personality（人格）」を「Crooked（心が曲がっている）」としている。

さらに印象的なのは高校の卒業前の生徒会誌に残された、加藤のこんな言葉だ。

「ワタシはアナタの人形じゃない　赤い瞳の少女（三人目）」。

これは人気アニメ作品『新世紀エヴァンゲリオン』のヒロイン、綾波レイのセリフの引用である。クローンとして生まれた少女が他者との関わりの中で主体性を回復し、理不尽な命令を発する司令官に発した反抗の言葉。加藤はこのアニメの熱心なファンであり、この言葉は加藤にとっては司令官にあたる母親に向けられたものではないか、と中島は推測している。

母親の言いなりに育てられてきた加藤の自己イメージが、クローンとして作られ主体性を奪われた存在である綾波レイに重ねられるのは、考えてみれば当然のことである。現に彼もこんな言葉を残している。

「考えてみりゃ納得だよな。親が書いた作文で賞を取り、親が書いた絵で賞を取り、親に無理やり勉強させせられてたから勉強は完璧。小学生なら顔以外の要素でモテたんだよね。俺の力じゃないけど」（事件の四日前、掲示板への書き込み）

これらの文章からうかがえることは、徹底した自信の欠如と、いびつに発達した高いプライド、そしてそんな自分を丸ごと承認してくれるような他者を切実に求めるこころである。しかし、ここまでならそれほど特異なものではない。むしろ思春期には多くの人が一度は経験するメンタリティであるとすら言いうる。

むしろ加藤において特異に思われるのは、その「キレやすさ」と「アピール」癖である。「キレやすさ」について言えば、例えばこんな具合である。

高校時代、ある友人が、他の友人たちと待ち合わせて食事に行こうとしていたところ、加藤がやってきて突然顔面を殴られたことがあった。その理由はまったくわからないままだった。加藤はこの件については裁判で、その友人がゲームにケチをつける言動があったからだと述べている。

加藤のこの種の暴力は、まさにわれわれの臨床で言うところの「行動化 acting out」そのものである。ふだん秘められている無意識の葛藤が、言語化されることなくいきなり暴力的な行動として表現され、それが他者を振り回す。

これほど突発的ではないにしても、加藤には不満を言葉にせずに行動で示すような「アピール」癖があった。以下にその例を示しておく。

◎父親が奨学金を渡してくれなかったことへの不満を、自動車整備士の資格を取らないことでアピール。資格取得のための学校でも真面目に勉強せず同級生とトラブルが多いため寮から追放になっている。

◎母親が大学に入ったら車を買うという約束を反故にしたので短大時代に免許を取らなかった。

◎交通誘導の仕事で、指示に従わないダンプカーに腹を立て、そのまま無断で帰宅した。この件で叱責されて加藤は出社しなくなりそのまま退社した。

◎新しい職場で正社員から「派遣のくせに」と罵られ、突然退社した。

人間関係などで不満がある場合でも、加藤はそれを口に出したり話し合いをしようとしたりはせず、決まってこのような行動化で意思表示をしようと試みた。いわゆる「かまってちゃん」的な心性が容易にみてとれるだろう。

事件との関連が深い行動としては、自殺のアピールがある。加藤は二〇代で何度か自殺を試みており、その際の行動パターンは事件直前のそれに通ずるところも少なくない。

二〇〇六年五月に加藤はつくば市の工場に派遣され、寮に住むようになった。この当時彼は携帯サイトの掲示板にのめり込み、そこを「帰る場所」とまで表現していた。しかしあるとき、掲示板の仲間に「本音で厳しいことを書いた」ため、一気に関係が悪化して掲示板から人がいなくなってしまった。この孤立をきっかけに加藤は自殺を考えるようになり、青森県内のバイパスでトラックに正面衝突して死ぬプランを立てている。

決行の直前、彼は飲酒して地元の友人にメールし、自殺を予告している。しかし決行直前に友人から届いたメールを確認しようとしてUターンし、運転を誤って車を縁石に乗り上げてしまう。やむを得ずディーラーに応急処置を頼むが断られてしまい、そうこうするうちに自殺への思いは醒めてしまった。

二度目の自殺未遂は二〇〇七年一〇月である。加藤は自分が利用している掲示板の管理人に会いに行く旅を計画し、旅の途中で気になっていた「兵庫の女性」に会い、思いを告白するもふられている。結局はこのことがきっかけで加藤は自殺を考え、上野の駐車場で半月間を過ごしていた。警察官に職務質問され自殺を考えていることを打ち明けたところ、この警察官に「生きていれば辛いこともあるが、楽しいことは必ずある。君はがんばりすぎだから、肩の力を抜いたほうがいい」とアドバイスされて感動し、自殺を思いとどまっている。

繰り返される自殺未遂のエピソードからは、加藤の犯行の背景にあった孤立感が早い時期から醸成されていたことや、ネットの掲示板が一貫して彼の孤独を和らげる大切な居場所であったことなどがうかがえる。

掲示板と「キャラ」

精神医学の視点から加藤のパーソナリティを「診断」することが可能だろうか。少なくともうつ病や統合失調症などの精神病の可能性は考えにくい。明白な病理がみえにくい事件で必ず貼りつけられる「発達障害」のレッテルに関しては、報道を見るかぎり「発達障害を懸念する材料はない」とのことだ。

あるいは著しい「行動化」傾向から境界性人格障害（ＢＰＤ）を考えるべきだろう

か。しかし加藤の行動化は、境界性人格障害の「アピールのためのアピール」のような自己目的化したものではない。追い詰められたと感じた場合のみに出現する行動傾向であり、加藤の日常すべてがＢＰＤ的に不安定だったわけでもない。

やはり加藤の犯行については、その個人病理以上に、彼をとりまく状況をみる必要があるだろう。

裁判における加藤の説明によれば、犯行の直接のきっかけは以下のようなものだった。

彼にとって唯一本音をはき出せる場所だった掲示板に「荒らし」や「なりすまし」が次々に現れ、やめさせようとしてもやめなかった。唯一の「居場所」だった掲示板を荒らされたことが耐えがたく、大事件を起こして自分の苦しさをアピールしようとした、と。

検察側からの「動機と犯行に飛躍があるのでは」という問いに対して、精神鑑定を担当した医師は、加藤の次のようなたとえ話を紹介している。

もし大リーグのイチロー選手に成りすました偽者が試合に出て凡打の山を築いたら、「イチロー選手はだまっていないでしょ。自分が殺されたのと同じなんです」と（『朝日新聞デジタル』二〇一〇年九月一五日付）。

このたとえ話は、加藤にとって掲示板がいかに大きな意味をもっていたかをうかがわせるものだ。

両親から理不尽な虐待を受け続けることで、衝動的で「キレやすい」性格傾向となる。これだけであれば珍しい話ではない。加藤が受けてきた虐待は、彼自身の自己愛の発達を阻害した。コフート（Heinz kohut　一九一三―八一年。オーストリア出身の精神科医・精神分析家）の用語を援用するなら、加藤は母親の虐待的な養育方針によって、「不適切な欲求不満」にさらされ続け、安定した「理想」や「野心」を獲得できず、有意義な「自己対象」とも出会うことができなかったとも考えられる。

さらに加藤は、欲求不満による葛藤解決の手段として、行動化というアピール方法を学習させられていた。ここにはあきらかに両親、とりわけ母親による叱り方の影響がみてとれる。

加藤は幼少期から、母親からの理不尽な虐待という行動化の「解釈」を強いられてきた。それは「解釈の不可能性」を徹底して教え込まれる過程でもあった。さらにそうした経験は「言葉への不信」をもたらし、言葉を介した他者とのつながりへの信頼感をも大幅に損なうことになった。

その結果、深刻な危機的状況に陥ると、半ば無意識に行動化を繰り返した。それはかなり衝動的でしばしば意味不明なものであり、加藤自身による「アピール」という意味づけは、相当部分後づけのようにもみえる。

自己愛の成熟に障害をきたすと、他者を安定的に愛することも困難になる。加藤には確かに友人がいた。職場を転々としながらも、新しい環境で仲間を作る力をもっていた。しかし加藤の知人や友人が証言するように、その誰とも本当に腹を割った関係にはなれなかった。また、かなり親しい関係になっても、ちょっとした行き違いからすぐに疎遠になることを繰り返していた。彼は女性とも接点はあったが、中島が記しているいくつかのエピソードからは、加藤が女性と接するに際してきわめて不器用であったことがうかがえる。

中島は次のように書いている。「数々の職場を放棄し、場所に応じて友人関係を構成してきた加藤にとっては、リアルな人間関係や場所こそが交換可能なものに思えた。彼は一定のコミュニケーション能力があり、新しい職場への適応能力があった。そのため、リアルな現実こそが乗り換え可能な存在であり、リセット可能なものだった」(前掲書)。

こうした状況があったことを考えると、加藤が掲示板にあれほどのめり込まざるを得なかった事情もはっきりしてくる。

二〇〇四年頃から、加藤は携帯サイトにはまるようになり、二〇〇五年から携帯サイトの掲示板にはまりはじめた。勤務時間外のほとんどの時間を、掲示板への書き込みに当てていたという。

加藤は一貫して携帯サイトを利用しており、巨大匿名掲示板として有名な「2ちゃんねる」はあまり利用しなかった。その理由について、加藤は次のように説明している。すなわち、「2ちゃんねる」に書き込むのは不特定多数であり、携帯サイトの掲示板には特定少数との関係があるからだ、と。どういうことだろうか。

掲示板での「同一性」はきわめて特異な性質を帯びている。そこに表示される「ハンドル名」（加藤のハンドルは「クロの子」だった）は、もちろん「本名」ではない。その意味において、ハンドル名は匿名である。しかし発言を繰り返すうちに、そのハンドル名のキャラが特定少数の掲示板住人にも認知されるようになる。このようにして、掲示板におけるキャラの同一性が確立される。

同じ匿名でも、「2ちゃんねる」のような掲示板では、ハンドル名を固定しない発言者のほうが多い。こちらの場合は完全に匿名である。それゆえ発言者の同一性を遡って確認したり、追跡したりすることはできない。しかし、特定の掲示板における特定のハンドル名はトレースできる。それは一見したところ、個人の固有性と限りなく似てみえるだろう。

加藤はこの掲示板で、さまざまな「キャラ」を実験している。最初は本気で厳しい発言を書き込み、周囲が引いてしまった。次は「スレッドを乱立」するキャラを作ってみたが、「荒らし」と認定されて書き込み禁止の処分を受けた。こうした経験から加藤は学習したのだろう。要は面白がられる「ネタ」を書き込んで「キャラ」を立てればいいのだ、ということを。

新たな掲示板で、加藤は「自虐キャラ」を作り出した。加藤の書き込みとして広く報道された「不細工」ネタは、このキャラの「設定」だった。

「不細工な俺がそんな風に思われるわけないもの」「車もてない不細工は存在価値なし アシにもなれやしない」「女子小学生に話しかけられた 華麗にスルーしたどうせ不細工なおっさんですよ」「駅にぬこ［猫］がいた 無視された 俺だけ ぬこが鳴いてる なんでかな 不細工だからか そうか」「友達ほしい でもできないなんでかな 不細工だから 終了」「不細工は中身を見てもらえないの そういう意味で、顔が全てなの 顔が良くても性格が悪かったら長続きしない？ その通りだよ不細工は始まりすらしないんだよ」

こうした非モテの不細工キャラは、少なくともネット上では一定の支持と反応が得られる。当時の加藤にとっては、決して大げさではなしに、掲示板が居場所であり、そこで存在を承認されることが生きる支えになっていた。

しかし実際には、彼が自分のことを本気で「不細工」と考えていたわけではなかった。加藤は裁判でこのように話している。

「(自分の容姿について) いいか悪いかといわれれば、悪いほうと感じていましたが、掲示板の書き込みのようにどうしようもない不細工と思っていたわけではありません」(二〇一〇年七月二九日、東京地方裁判所公判)

そう、加藤が求めたものは「特定少数」の仲間による「キャラとしての自分」の承認だった。しかし、まさにそれが「キャラ」でしかなかったことが、一定の限界をもたらすことになる。

ここで筆者自身が展開してきたキャラ論に引き寄せて考えるなら、そもそもキャラとは「同一性のコンテクストをもたらす記号」にほかならない(『キャラクター精神分析―マンガ・文学・日本人』ちくま文庫、二〇一四年)。キャラは一見固有性を帯びてみえるが、実際には真の意味で固有の存在ではない。そこには固有性を構成するうえで不可欠な「単独性」が欠けているからである。

単独性を欠くということはすなわち、複製と増殖が可能であることを意味する。そう、まさに加藤が経験したように、キャラは「なりすまし」が可能であり、手に負えないほど増殖させることができるのだ。その限りにおいて、加藤はキャラに存在を仮託することができなかった。キャラとして承認されたいという加藤の欲望は挫折した。「この私」という単独性を、せめて掲示板上だけででも確立したいというもくろみは、失敗に終わったのである。

筆者の考えでは、加藤のキャラ戦略には何点かの問題があった。まず加藤は、キャラをアピールしながら、最終的には特定少数の掲示板の住人たちに実際に会いに行くプランを立てている。バーチャルだけの関係で完結できず、女性のメンバーに告白したり、性関係を求めたりしている。つまりキャラをキャラとして徹底できず、「ネタ」と「ベタ」がしばしば混在しがちな状況があったのだ。

こうした綻びは、ネット上では叩かれやすい。実際に、加藤がなりすましや荒らしの出現でパニックになり、不細工キャラになりきる余裕をなくしていくほど、反応も減っていった。レスがないのに苛立って掲示板で自殺アピールを繰り返し、「私は嫌われ者ですから……必要のない者は去るのみです」といったベタな書き込みをしても、反応はほとんどなかった。加藤の書き込みは自殺アピールから殺傷事件の予告へとエスカレートしていったが、誰もレスを書き込んでくれなくなった。彼の「キャラ」は愛想をつかされ、皆去っていったのだ。人がいなくなるとともに、彼の居場所もなくなった。

ここでどうしても考えてみたくなるのは、もし加藤が二〇〇八年に開始されたサービスである「ツイッター」を使っていたらどうなっていたか、ということだ。短いつぶやきを書き込めるツイッターは、加藤のスタイルに合っているとも考えられる。それを読んでくれるフォロワーの数もコントロールできるし、何より「なりすまし」や「荒らし」は簡単にブロックできる。フォロワーがついたらプライベートモードに設定してしまえば、外部から覗かれる心配もない。

ツイッターがあれば加藤は救われたかもしれない、と考える反面、しばしば「リア充（実生活が充実している人）メディア」などとも呼ばれるツイッターの雰囲気を加藤は嫌って近づこうともしなかったかもしれないとも考えられる。しかし少なくとも、こうしたサービスの多様化が、加藤のような葛藤を抱えた若者にとっての「居場所の多様性」たり得る可能性を今は信じたい。

「動機」の精神分析

ラカン派の精神分析家なら、彼の「アピール」を「行動化」と呼び、犯行そのものは「行為への移行」に分類するだろう。アピールは自己愛的な「症状」であり、象徴的な意味づけが可能だ。しかし「行為への移行」は自己破壊的な「症状との同一化」であり、いかなる解釈にも抵抗する。そう考え得る限りにおいて、この解釈は間違いではない。

実際、加藤の行為は、掲示板という幻想空間での辛い経験に耐えきれず、S・ジジェクの言い方を真似るなら「現実への逃避」を試みたようにもみえるのである（『ラカンはこう読め！』紀伊國屋書店、二〇〇八年）。

ただし加藤の場合は、この区別がきわめて曖昧化しているのも事実である。つまり「行動化」と「行為への移行」の境界が曖昧なのである。彼の行動化はしばしば自己破壊的であり、行為への移行は解釈可能性をあてこんでいるぶんだけ行動化の延長線上にみえてしまう。

さらに「犯行」に際しても、加藤は決行に至るまでの過程を刻々と掲示板に書き続けている。掲示板上での犯行予告は、「2ちゃんねる」を有名にした二〇〇〇年の西鉄バスジャック事件以降、ある意味で定番化している。加藤にとっては決行へと自分を追い込むための書き込みである。しかし同時にそれは「誰か止めてくれ」という叫び、すなわち「アピール」でもあった。裁判で加藤はそれを認めている。

精神分析の視点からは、あたかも「行為への移行」が、「行動化」の集積の上に成立していく過程がネット上に可視化されているようにもみえる。欲望や動機を内面化せず、掲示板のような場所に記入し続けることで、「行動化」の意味が変質していくのである。

外在化された自分の言葉が象徴的に反転し、ひとつの命令として自らに折り返されてくる。「秋葉原で人を殺します」という宣言は「秋葉原で人を殺せ」という命令に変換されるのである。加藤の最後の書き込みが「時間です」となっているのはその意味で重要だ。この言葉には主語がない。それゆえにこの言葉は、予告、宣言、命令、それらすべての機能を担うことになったのである。

しかし、ならば誰もが自分の行動を掲示板に書き込めば人が殺せるのだろうか？もちろんそんなことはありえない。筆者の考えでは、人間の行動を説明するうえで、動機や欲望だけではもはや十分ではない。むしろ行動を決定づけるのは「関係性」のほうなのである。

加藤と同じような自己破壊的な殺人の願望をもつ若者は無数にいる。それは秋葉原事件へのネット上の反響をみればあきらかだ。ならばなぜ、その膨大な母集団にもかかわらず、実際に犯行に至るのはごく限られた人間なのだろうか。

この種の犯罪は、現象としては紛れもない反社会性を帯びているが、その本質はシンナーや家庭内暴力と同様に「非社会的な犯罪」に近い。社会に背を向け、社会との関係を切断するための犯罪。しかし、ひきこもりがそうであるように、若者の非社会性をもたらしている最大の要因は、彼らの家族なのである。過剰に包摂的な、すなわち過保護・過干渉な家族が非社会性を支えている。

その一方で、こうした家族の存在は、反社会性、すなわち犯罪の抑止にもつながっているのも事実だ。非社会的な若者の多くは、まさに家族、そして世間体への配慮ゆえに、加藤のように行動できないのである。

むしろ加藤の不幸は、家庭環境ゆえに早くから限りなく孤立に近い自立を強いられたことに加え、一定以上の行動力や適応力があったことではなかったか。なまじ表面的な関係を結ぶ能力があったために、「もっと深い、ホンモノの関係がある」という幻想にとらわれてしまったのではないか。そうでなければ「不細工」キャラという単に露悪にすぎない身振りを「自分の本音」などと取り違えるはずがない。

その意味で加藤の居場所探しは、同時に自分探しでもあったのだろう。しかし、そのいずれにも正解はない。少なくとも筆者はそう考えている。加藤に足りなかったものは「正解への断念」に裏打ちされた、「人は『正解』なしでも生きられる」ことへの信頼感ではなかったか。

どうすればこの種の犯罪を予防しうるか。その問いに筆者は答えられない。しかし、加藤という存在から学ぶべき〝教訓〟は少なくないように思われる。格差社会もコミュニケーション偏重主義も、インターネットや携帯も、あるいは家庭環境すらも、それ単独で犯罪の原因と名指しできるものではない。加藤の犯行に至る過程をつぶさに知れば知るほど、それは「事故」と同様に、複数の不幸なアクシデントが重なった結果としかみえなくなってくる。それゆえ単純な予防策は立てられない。

しかし、次のことは断言できる。社会やインフラがどれほど「進化」しようとも、固有の「この私」を無条件に承認されたいという欲望と、その欲望の最小単位が「人間」であるという真理は不変のままである。「人間」を「キャラ」が代替することは決してない。それを否認しようとするいかなる「進歩」も、繰り返し同じ隘路に陥るだけであろう。

そうした前提のうえで、筆者はあえて「キャラ」を臨床に活かす途を模索しようと考えている。解離性障害の事例がそうであるように、キャラと人格の混同が臨床場面に少なからず混乱をもたらしていると考えるからだ。そのためにはまず「キャラのための倫理」から検討する必要があるが、それはまた後の機会にゆだねたい。

8　震災と「嘘つき」

なぜ「嘘つき」は支持されるのか

人はなぜ嘘をつくのだろうか。

おそらくそれは、多くの人が嘘を必要としているからだ。もちろん必要にもいろいろあるが、必要のないところに嘘は生まれない。

嘘は「間違い」や「デマ」とはちょっと違う。それが事実ではないことを知りながら、あたかも事実であるかのように語られる言葉、それが「嘘」だ。なぜそんな行為が必要とされるのか。一つには、嘘をつく本人自身を守るためだ。または、その嘘によって自分を守れる、と思い込んでいるためだ。

しかし嘘には、もう一つの理由がある。

繰り返そう。それは僕たちが、嘘を必要としているからだ。もっと言えば、どこかで「嘘を聴きたい」と願っているからだ。

嘘を聴きたがる人に囲まれ続けていると、人は自分の意に反してでも、嘘をつき続けることが義務であるかのように感じはじめる。そのとき彼は、自分が嘘で人々に影響を与えていると錯覚しているはずだ。しかし、彼は気づいていない。本当は、彼が他者から「嘘をつくように強いられている」のだということを。

いつの世にも、常習的な嘘つきがいる。僕が不思議に思うのは、彼らがあきらかにすぐばれる嘘を平然とつき、たとえそれが嘘であることを徹底的に暴かれてしまった後でも、けっして嘘をやめようとしないことだ。

しかも彼らは、知恵をこらして「ばれない工夫」すらしようとしない。きわめて無造作にすぐばれる嘘を連発し、たとえそれを批判されても、恬《てん》として恥じる様子もない。言い訳にもならない言い訳を重ねて、ますます嘘つきのレッテルを確かなものにしてしまう。

なぜ、そんなことが可能なのだろう。

最近も、何人かの嘘つきがメディアをにぎわせた。

誰もが記憶するのは、二〇一二年一〇月、山中伸弥教授のノーベル生理学・医学賞受賞決定のほとんど直後に、iPS細胞を使った世界初の心筋移植手術を行ったと大ボラを吹いた森口尚史氏であろう。

業績を捏造したばかりか、経歴や肩書きにも詐称含みという森口氏は、嘘が完全にばれた後も、ほとんど嬉々としてメディアに登場し、周囲からの冷笑をものともせずに、イベントに出席したりインタビューに応じたりしている。その特異なキャラゆえ、彼をネタとして興味深く見守るギャラリーも存在する。

しかし彼は、釈明の場面で手術の証拠を求められても、「共同研究者から『言うな』と言われている」「(共同研究者の名前が) 長い上に、英語の発音がすさまじく難しくて言えない」「(手術が行われたボストン市内の病院は) グーグルアースで調べたら、跡形もなくなっていた。爆撃された」などと釈明にもならない釈明を繰り返すのみだ。

これほどあからさまな嘘つきをまともに相手にするものは、もう誰もいまい……と思いきや、事態は僕の予想を超えた展開を示しつつある。なんと森口氏は、今後タレントを目指すと宣言している。すでに数本のテレビ出演が決まっているとのことで、本人は「iPS芸人」を自称し、イベント会場ではカラオケで持ち歌を熱唱するなど、ほとんど居直りともとれるような、なりふり構わぬ展開に至っているようだ。

ところで、この分野では、森口氏など比較にならないほどスケールの大きな嘘つきの先例がある。ソウル大学の黄禹錫《ファンウソク》教授(当時)の捏造事件だ。

黄教授は二〇〇四年から二〇〇五年にかけてヒトクローンES細胞の培養に成功し

たとする論文を雑誌『サイエンス』に発表し、韓国では一躍「国民的英雄」となった。韓国科学技術部は黄教授を「最高科学者」の第一号に認定し、「黄禹錫バイオ臓器研究センター」が設立され、巨大な銅像が建立され、多数の黄教授の伝記やマンガが発売されるに至ったのである。

しかし、二〇〇五年になされた調査で、黄教授の論文が完全な捏造であることが判明してしまった。『サイエンス』に発表されたES細胞に関する二つの論文はすべて撤回され、黄教授は一転、「堕ちた英雄」となった。この捏造事件の影響は甚大で、山中教授のiPS細胞開発までの一時期、幹細胞研究は停滞を余儀なくされたとさえ言われている。

このスキャンダルの背景には、成果偏重主義の国民性や素朴な愛国心、この領域における国際的覇権争いの激化による生命倫理観の欠如などがあったとされている。加えて、ネット上で愛国的な世論が瞬時に形成され、これにマスコミが追随するという風潮も、事態の拡大を招いた。

僕が黄教授のスキャンダルについて、個人的に興味深く思うのは、むしろその後日談のほうだ。黄教授の捏造が徹底的に暴かれ、科学者としての信頼が完全に失われてしまった後も、彼を根強く支持し続ける者が大勢いたのである。

支持者は繰り返し黄教授支持の集会を開き、むしろスキャンダルを暴いた側を批判しようとした。いわく「名誉毀損」「批判する資格がない」「捏造などは瑣末な問題だ」「米国との特許関係が絡んだ陰謀だ」などと。彼らはなぜ、黄教授を支持し続けたのだろうか。

その理由については後で述べるとして、こうしてみると、森口氏のケースは、黄教授のスキャンダルの出来の悪いパロディのようだ。嘘がばれた後も、彼を支持する人々が少なくなかった、という意味からも。もちろん黄教授の支持者は真剣であり、森口氏のファンはネタとしての支持、という違いはある。

「震災」と「コンテイジョン」

しかし実際には、こうしたことは実によくあることなのだ。とりわけ、真偽をたしかめにくいような場面においては。

僕が個人的に、もっとも深い軽蔑と怒りを禁じ得ないのは、二〇一一年三月一一日の震災後、意図的に「放射能デマ」をまき散らし続けた「嘘つき」たちに対してである。少なからぬ数の著名人、学者、ジャーナリストらが、原発事故や放射能汚染に関する無根拠かつ非科学的なデマを流布させ、それがデマと判明した後も訂正も謝罪もなしに発言を続けているという現実があるのだ。

少なくとも学者やジャーナリストから、一度の「嘘」が致命傷となってもおかしくない。しかし、奇妙なことに彼ら「嘘つき」には、今なお発言の場が与えられ、熱心な支持者すらついている。これも一見、不可解なことに思える。なぜ人々は「嘘つき」を支持し続けるのか。

彼らは被曝デマを飛ばし、被災地に住み農業を営む人々を人殺しと罵倒し、先天異常や発がんの危険への不安を煽り立て、低線量被曝の害を低く見積もる発言をした識者を「御用学者」と罵り、放射線障害を軽減すると称するサプリメントを売りつけ、外紙記者の発言を捏造してまで被曝の危険への不安を煽ろうとした。

彼らは間違いを指摘されても、釈明にならない釈明を繰り返し、嘘に嘘を重ね続ける。彼らは自分たちの行為が完全に善意に基づくものであり、多少の嘘を含んでいたとしても、それは社会正義の実践という文脈では許される、と確信しているかのようだ。

二〇一一年に公開されたS・ソダーバーグ監督の『コンテイジョン』は、パンデミックの恐怖を描くディザスター・ムービーの傑作だった。接触感染する致死性のウィルス疾患が、人々の「絆」を分断していくさまが実にリアルだった。本作には、今の日本の現状を予見したかのような描写もみられる。

ジュード・ロウ扮する自称ジャーナリストのブロガー、アランは、一人部屋にひきこもり、ウェブカメラを通じて、一二〇〇万の支持者に語りかける。彼はありもしない政府機関の陰謀を主張し、その一方で、ある薬草が感染症の特効薬であるというデマを流す。当然、人々はその薬草を求めて薬局に押し寄せ、パニックとなる。

アランにとって、人々を救うこと以上に、人々を操作し扇動することそのものが目的となっていく過程は、理解できなくはない。彼自身が被害妄想から陰謀論にとりつかれていくさまも含めて。彼がしていることは、震災後に人々を惑わせた多くの「嘘つき」たちのしたことと、構造的には同じに見える。

アランと「嘘つき」たちの小さな違いは、多くの「嘘つき」がブログよりもツイッターを主な活動の場所としていた点だ。

確かにツイッターは、嘘つきを増長させやすい構造をもっている。批判はブロックすることで容易に無視できるし、フォロワー数の多い発言者は、一対多の発言構造を、そのまま「情報の非対称性」と錯覚してしまうだろう。つまり、さしたる根拠もなしに、自らが情報の発信者として受信者よりも優位にあるという錯覚に陥りやすいのだ。

さらに問題なのは、発言内容のいかんにかかわらず、その発言を支持するフォロワーが常に一定数以上存在することだ。フォロワー数を支持者数と錯覚した発言者は、ますます挑発的な発言を繰り返す。つまり「そういうキャラ」であることを降りられなくなってしまうのだ。

しかし、「嘘つき」を支える構造は、こうしたメディア特性だけでは十分に説明できない。僕は冒頭で、嘘つきが嘘をやめられないのは、人々が嘘を聴きたがるからだ、と述べた。そう、なにが事実かはっきりしない状況下では、多くの人が悲観的な情報を信じがちになるということ。現に福島でも、放射線被曝の害について悲観的な見通しを語る講演のほうが多くの聴衆を集めたと聞いた。いつの時代も、終末を告げる予言者は一定の人気を集めるものだ。

「嘘つき」の精神医学

精神医学的には、病的な嘘つきは「虚偽性障害」と診断される。その一つとして「ミュンヒハウゼン症候群」が知られているが、これらは要するに、自分がなんらかの病気であると訴えて医療機関を転々とし、はなはだしきは、何度も手術を繰り返し受けるようなケースに対する名前である。つまりは大がかりな仮病であって、今回のテーマである、より一般性の高い「嘘つき」にはあてはめにくい。

むしろ一般的な意味での「嘘つき」に近いのは、アメリカの診断基準である「DSM‐Ⅳ‐TR」における「演技性パーソナリティ障害」であろう。その診断基準の一部を引用しておこう。これらの項目のうち五項目があてはまれば、この診断がなされることになる。

◎自分が注目の的になっていない状況では楽しくない。
◎他人との交流は、しばしば不適切なほどに性的に誘惑的または挑発的な行動によって特徴づけられる。
◎浅薄ですばやく変化する感情表出を示す。
◎自分への関心を引くために絶えず身体的外見を用いる。
◎過度に印象的だが内容の詳細がない話し方をする。
◎自己演技化、芝居がかった態度、誇張した情緒表現。
◎被暗示的、つまり他人または環境の影響を受けやすい。
◎対人関係を実際以上に親密なものとみなす。

なるほど、こちらの特徴ならば、多くの「嘘つき」に該当しそうだ。

いわば彼らは、他者からのその場限りの「承認」を得るために、口から出任せの嘘をつき続けるのだ。その意味で精神科医の中谷陽二氏が、空想虚言症について次のように述べているのは興味深い。

「空想虚言症は空想癖や虚言癖だけで成り立つものではない。うなずいたり笑ったりしてくれる聴き手の存在が必要であり、語り手と聴き手がともに興じるノリの中で物語が即興的に紡ぎ出される。その意味では相互作用としてのコミュニケーションの病理と呼ぶにふさわしいものであろう」（「空想虚言症」『臨床精神医学』三八巻一一号、一五八一－一五八六頁、二〇〇九年）

そう、彼らの「嘘」は彼らの脳内だけにあるものではない。むしろ嘘の聴き手たちとのコミュニケーションの中で嘘が生成し、つぎつぎと嘘が嘘を生み続けるような連鎖がそこにはみてとれる。いわば彼らの吐き続ける「嘘」は、嘘つきとその聴衆との共同作業の産物でもあるのだ。むろん、だからといって、彼ら「嘘つき」の罪がいささかも免責されるものではないのは言うまでもない。

外傷性の絆

それでは、彼らのコミュニケーションとは、具体的にどのようなものだったのだろうか。

「外傷性の絆」という概念がある。これは例えば、家庭内暴力や虐待の加害者と被害者とのあいだに生じる強い感情的な結びつきを指す言葉だ。自分を痛めつける相手に理不尽な愛情を抱いてしまうこと。人質が強盗犯に愛情を抱いてしまうということを「ストックホルム症候群」と呼ぶが、これも「外傷性の絆」に近い現象だ。

「嘘つき」とその被害者との間には、もちろん虐待のような直接の関係はない。しかし彼らは、震災や原発事故という外傷的状況を共有している。このような状況下では、密な情報伝達を介しての関係性が、通常よりも強い絆となり得る。先の見通しをもちにくい状況のもとでは、例えば被曝に関する新しい情報は、まるで教祖のご託宣のように盲信されがちだからだ。

外傷性の絆が成立するには、いくつかの条件があるとされている。①権力（情報）関係が一方的である。②嘘をつく行為は気まぐれな優しさや愛情を装いつつなされる。③被害者は自己防衛のために嘘や捏造を否認する。④外傷的な絆のもとでは、被害者は現実の認識すらねじまげてしまう。

「嘘つき」と被害者との関係には、以上のほとんどすべてが該当する。被害者は嘘つきのほうが多くの情報をもっていると信じている。嘘つきはしばしば、彼らの善意や正義感を強調する。それはあたかもカルトの教祖と信者のような関係に近づくだろう。いったんそうなってしまうと、教祖がどんなデマを飛ばそうと、その嘘が暴かれようと、被害者は事実をねじ曲げてでも「嘘つき」の言動を正当化しようとする。

ここまでくると事態は深刻である。被害者は自らが被害者であることを決して認めない。すでに外傷性の絆によって、彼らは状況を正確に認識することが難しくなっている。もし騙されていた事実を認めてしまうと、彼らの自我が破壊的なダメージをこうむってしまうためだ。こうして、被害者が「外傷性の絆」を抜け出すことは、次第に困難になっていく。

しかし、その困難さは、「嘘つき」のほうも同じだ。彼らも、すでに後に引けなくなっている。彼らにとっては被害者からの支持のみが、唯一の存在基盤なのだから。いまさらデマの謝罪や訂正などできるはずもない。彼らにできることは、ひたすら嘘を重ねながら、「外傷性の絆」をいっそう緊密なものにすることだけだ。

政府や東電、あるいは「アメリカ」や「御用学者」といった「敵」の存在もまた、「外傷性の絆」を固いものにしてくれる。カルトが社会への被害妄想や敵視によって信者をつなぎとめようとするのと同じやりかただ。

善意に基づいていたかどうかはともかく、被害者のトラウマにつけこんだという意味では、彼らはいわば「火事場泥棒」に等しい。傍目に被害者は愚かしく見えるだろうが、彼らは二重の意味で被害者なのだ。

僕たちが「嘘」を必要とする限り、いつの時代もこのような嘘は繰り返されるだろう。ならば嘘の被害者を少しでも減らすために、僕たちにできることはなんだろうか。月並みではあるが、常に「自分の頭で考える」ことだ。判断を他者に委ね、思考停止に陥った頭に、嘘は容易に忍び込む。

疑うことを怖れず、自ら思考する習慣を鍛えるために、僕たちにすぐできることが一つある。あの「嘘つき」たちの今後を注意深く見守り、彼らに嘘をつかせているものがなんであるかについて想像をめぐらすこと。そのように考えるのなら、彼ら「嘘つき」の存在は、僕たちに貴重な「教材」を提供することになるだろう。

精神医学へのささやかな抵抗

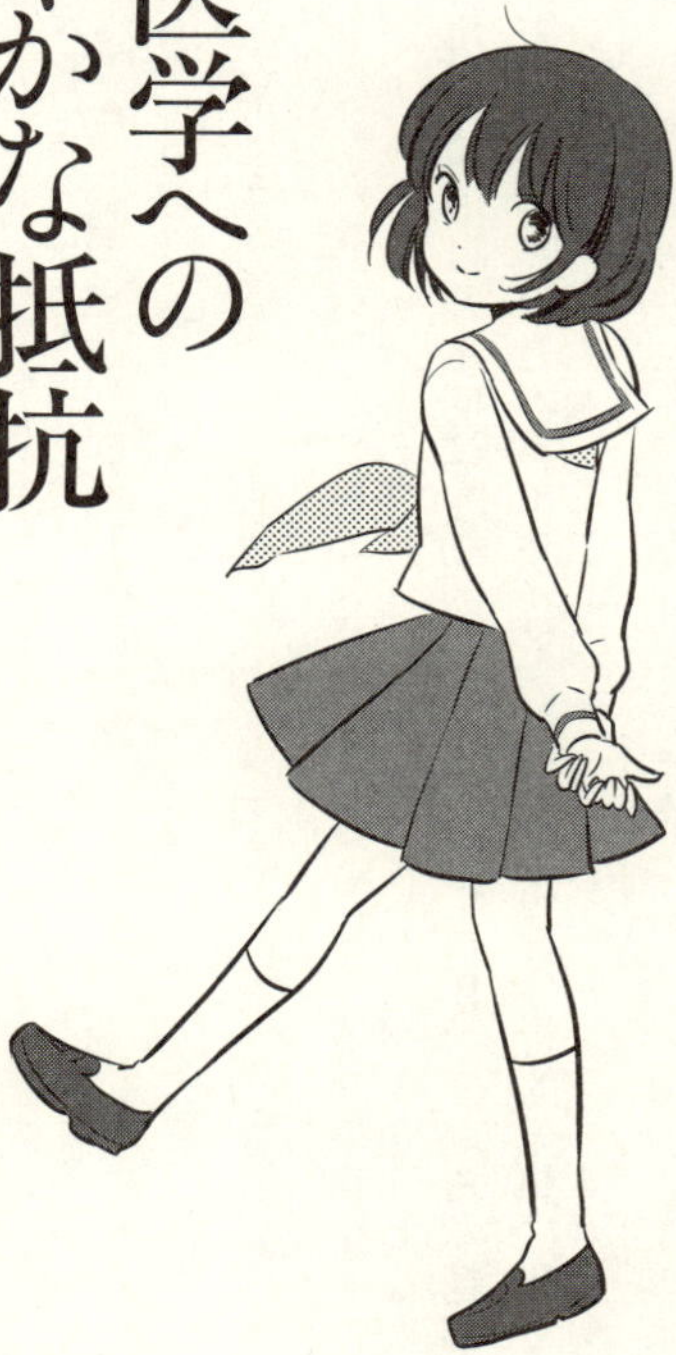

9 「精神媒介者」であるために

はじめに

精神療法についていえば、筆者は基本的に力動的精神医学者を自任している。精神分析の厳密な実践者ではないが、臨床上のアイディアの源泉を精神分析的発想に置くもの、というほどの意味である。

なぜ分析の実践者たろうとしなかったかと問われれば、私が専門とするひきこもり事例に精神分析は向かないから、としか答えようがない。幸か不幸か筆者はこれまで、治療への動機づけが低い患者に多く関わらざるを得なかった。彼らが望ましい「分析主体」たり得ないのは自明のことである。

筆者にとっての精神分析とは、まず第一に、筆者自身の臨床家としての愚かしさに歯止めをかける規範、正確にはメタ規範である。常にそのつど固有の「治療関係」を分析の素材となしうる点において、精神分析に匹敵しうる理論体系は存在しない。その意味で筆者は、内科医や外科医にも精神分析的素養は必須であると考えるものである。

本章で「私の工夫」と称して述べることがらには、多くの先達からのヒントが含まれている。とりわけ筆者の場合は、私淑する中井久夫、神田橋條治、下坂幸三の三氏からの影響がほとんど血肉化されているため、彼らの教えをあたかも自分の発見のように語っている場合もあるだろう。わかる範囲で引用元は記しておくが、著作権や独自性への配慮が必ずしも十分ではないかもしれない点を最初にお断りしておく。

究極の技法？

筆者の外来診療は基本的に一人あたり一〇～一五分、担当している入院患者は常時一〇数名いるため原則週に二～三回の面接を行うが、やはり最長で二〇分程度しかかけられない。単科精神科病院の勤務医という制約のもとでなされる精神療法には一定の限界があるため、なんらかの理論に依拠してというよりは、信頼関係を壊さず馴れ合いにならない範囲で治療的な親密さが醸成されることをさしあたりは目標としている。

むろん症状の改善も重要な目標には違いないが、これについて筆者は治療環境への適応と対人関係を含む活動量の増加に伴い「起こるべくして起こる」ような変化を重視するようにしている。これは脳神経系の改善においては、認知機能の回復が運動機能の回復を助けるという「認知運動療法」(カルロ・ペルフェッティ)の発想からヒントを得ている。

脳神経系においては、一つの機能の回復、もしくは一つのスキルの上達が、他の領域の改善にも波及することが起こりうる。これは神経系のオートポイエーシス・システムとしての特性によるものだが、ここでは詳述しない。例えば、ひきこもり状態の改善を直接の標的にしすぎると、ひたすら外出を促すような索漠たるやりとりになってしまう。むしろ、あえてひきこもったままでも可能な活動を支援することで、結果的にひきこもり状態の改善につながるのもよくあることだ。

神田橋はあるところで「究極の治療技法」について語っている。さまざまな学派のさまざまな治療法、技法のたぐいをすべて蒸留して一つにまとめたらどうなるか。その試案として氏は次のように述べる。「患者の生活の現状が、言葉つまりイメージが優位になっている、イメージのほうに沢山比重がかかっているような、精神状態のあり方、生活のあり方の人には、行動を添えてあげるといい。逆に、行動が優位になってるんだな、この人は、と思ったら、その人には、言葉やイメージを添えてあげる。

その人の中に、反対のものが、少し増えるようにしてあげる。これで全部。蒸留すると、これで全部です」（神田橋條治『治療のこころ　巻二・精神療法の世界』花クリニック神田橋研究会、一九九七年）。

この言葉はいろいろと応用が効く。筆者はこれを変形して「内省」「コミュニケーション」「行動」の三すくみを用いることが多い。例えば「内省」過剰になりがちなひきこもり患者に対しては、家族との会話や知人へのメールといった「コミュニケーション」、あるいは一人でも外出しなくてもできる「行動」の話題を増やしてみること。

かつて「コミュニケーション」と「行動」はおおむね一致していることが多かったのだが、コミュニケーション環境の大部分がネット上に移行してからは、この三者が容易に乖離しやすくなっている。筆者の解釈では、神田橋の言葉はつまるところ、神経系の諸領域における自我境界のバランスを回復しようとする試みである。それゆえ筆者は理想的な治癒のイメージとしても、この三者のバランスを意識するようにしている。

「キャラ」の把握

以上をふまえたうえで、筆者が主に対象としている思春期・青年期事例と関わる際にこころがけていることをいくつか述べておきたい。

第一に治療者は、おのれの「キャラ」を十分に把握しておく必要があるだろう。これは最も浅いレベルの自己分析とでもいうべきものだが、若い患者ほど対象を「キャラ」として把握する習慣が染みついているため、この手順を踏んでおくとコミュニケーションがスムーズになることが多い。

むろん治療者が患者のキャラを把握することも同程度に重要である。筆者の考えでは、キャラへの注目は健常部分への注目を促し、パーソナリティ障害や発達障害の過剰診断を抑止する効果もある。少なくとも印象のみに基づく安易な「発達障害」診断よりは、さしあたり「KYキャラ」くらいに見ておくほうが治療的であると筆者は考える。

筆者自身は病棟での自分の渾名が「斎藤ロボ」であることをふとした機会に知ることがあり、それが大いに役立っている。要は感情移入がしにくく理屈っぽい、電池で動くキャラというほどの意味であろう。もっとましなバージョンとしては「優しい爬虫類」とか「親切な宇宙人」などがある。

筆者の知人の精神科医は、診療を終えた女性患者に対してしばしば「じゃあお大事に、愛してるよ」などと声をかけるらしい。もちろんこれは彼のキャラゆえに有効な言葉（つまり、親切な冗談にしか聞こえない）なのであって、筆者のキャラではとうてい真似ができそうにない。このようにキャラはときとして、文脈そのものとしても機能するのである。

目標としての「現状維持」

ところで、筆者の精神療法の基本は「現状維持」である。

具体的にいえば、薬物治療によって症状の改善を目指すのと同時に、精神療法の治療目標は基本的に「今よりも悪くならないこと」に設定する、ということである。改善のための提案はするが、生活の状況が変わっていなければ、「悪化していないこと」を前進と評価する。治療者の改善への執着や患者の「変わらなければ」という焦燥感がしばしば状況をこじらせやすいという理由もあるが、それだけではない。

しばしば軽症事例ほど、症状と「生き方」の距離は近くなる。それゆえ症状の改善は、何らかの犠牲を伴わずには起こりにくい。とりわけ「劇的な改善」が起こったときは、常に「何が犠牲になっているか」を慎重に確認しておく必要がある。

意識的に「現状維持」を基本とするということは、「悪化要因」の理解につながり、それを除去していくことで「自然な回復」が起こりやすくなる。いきなり本丸を攻めずに外堀から埋めていくイメージであり、直接の操作よりも環境調整を重視する立場でもある。

筆者のスローガンである「愛は負けても親切は勝つ」(カート・ヴォネガット)は、中井久夫の「看護できない患者はいない」、もしくは徳永進によるケアとキュアの哲学(『こんなときどうする?』岩波書店、二〇一〇年など)などの視点を加味することで、よりいっそう「環境重視」の方向に向かいつつある。

重症患者に対しては精神療法の比重は相対的に低くなる。とりわけ統合失調症などのケースについては精神分析が禁忌とされているように、言葉による介入は必要最低限に留める必要がある。むしろ「自閉の利用」などの発想にみるように、いかにして無害かつ保護的な環境調整をなしうるかが重視されなければならない。

一方軽症事例はどうか。若い事例ほどその傾向が強いが、「治療」を求める気持ちがしばしば「自己承認」の要求と渾然一体になっている。その区別が曖昧なまま漫然と関わり続けていると、治療関係が〝嗜癖〟化しやすい。余談ながら、いわゆる境界性パーソナリティ障害の一部は間違いなくこうした「精神療法」の被害者であろう。

筆者はこれを防ぐ目的からも、面接時間の制約を厳格に適用したり、家族との合同面接を積極的に行う。治療場面の密室化を防ぐためでもある。こうしたことも含め、治療者が「安全な環境の一部」として振る舞うためにも、一定の〝技術〟は必要である。

安全な治療環境を提供するためにも、初歩的な穴は埋めておかなければならない。「べからず集」を作りたくはないが、それでも意識していなければやりかねない問題として、「初心者」向けに何点か指摘しておく必要があろう。

例えば、患者の言葉はしばしば矛盾をきたす。過去も未来も現在形でしか語れなくなっている場合など、とりわけその傾向は強い。しかし、その矛盾を指摘するのは無意味ないし有害である。「もう死にたい」と口にしながら友人と遊ぶ約束をする患者の矛盾を指摘しても仕方がない。「死にたくなるほど生きていたい」と〝翻訳〟すれば矛盾は消える。

「こんな病院はうんざりだ」と不平を言いながら定期的に通院してくる患者の矛盾に至っては、むしろありがたい。相手の「行動」を信じて「言葉」を信じすぎない態度は、ダブルバインドに陥らないための初歩的なコツである。とりわけ若い患者に多い否定形の自己愛のパターンを理解すれば、この種の矛盾はむしろ健康さの指標としても理解できよう。

自己愛といえば、意外に指摘されていないことだが、若い患者に対しては、いかなる形でも「外見」や「容姿」にふれるべきではない。これは実質的に「禁忌」の一つである。ほめ言葉によってすら深く傷つけられるのが思春期である。もし美醜について突っ込んで聞かれたときには、筆者は例えば「ごめんね、自分の患者さんについてはよくわからないんだ、職業柄」などと答えるようにしている。

評価という点からいえば、自己臭の患者に「僕、臭いますか？」と尋ねられて、とっさに「ぜんぜん臭わないよ。まあでも僕は鼻、悪いんだけどね」と答えて笑いで納めたことがある。こうした、あえて相殺するような言い回しを用いることは、治療の中では必ずしも「ゼロ」にはならない。筆者の考える「現状維持」とは、例えばそのような感覚である。

この視点からもう一点、その患者の最も厄介な部分にこそ治療の可能性がある（神田橋條治）という視点を追記しておきたい。ひきこもり患者の「ひきこもり能力」に注目するような姿勢である。同様に、控えめだった患者がはじめて主体性を発揮する場合は、しばしば反抗や逸脱という形式をとりがちであるという事実を知っていれば、治療者が余裕を失わずに対応することが可能となるであろう。

空気・指示・激励

筆者は理屈っぽいキャラであることを自覚しているので、常に「喋りすぎ」に注意しなければならない。その意味でも余白の多い対話をこころがけるようにしている。文字起こししたら意味が取れないくらいの〝ゆるい対話〟が理想である。

対話の「空気」に注意を集中していると、次に言うべき言葉を「言わされる」感覚が生じてくるが、この感覚は余白の多さに比例して生じるように思う。言うべき言葉を言い切らず、筆者の足りない言葉や回りくどい表現を、患者が補完したり言い直してくれたりする状況が、できるだけ増えることが望ましい。

治療的な意義の大きい「こころよい意外性」（中井久夫）も、この「空気」の産物であることが多いのだが、そのためには治療者が普段から「内面を複雑にしておく」（神田橋條治）ことが望ましい。「理論は過激に、臨床は素朴に」という筆者の基本姿勢は、依拠する理論の不用意な行動化を防ぐための治療的乖離である。

治療者の何気ない勧めは、しばしば「批判」や「押しつけ」に響いてしまいがちであり、「指示」には工夫が必要となる。半ばはゲームのようにして「指示」を出す場合、筆者は逆説的手法をよく使う。ひきこもりがちで外出したがらない患者には「これからは『外出』という言葉を禁句にしてみよう」とか「この次の診察まで一歩も外出しないという約束をしてみようか」などともちかける場合があるが、この「ゲーム」は「外出はしないよりはしたほうがいいかも」という気分の確認のためになされることが多い。

指示よりも難しいのは激励である。高校生や大学生のケースでは、あと一科目テストを受ければ卒業（進級）できる、といった場面にしばしば出くわす。こうした場合、筆者は病状に配慮しつつあえて激励することが多い。

むやみな激励はときに有害であるが、条件つきの激励は治療的にも十分に可能であろう。まず一般的にいえることとして、就職活動や受験勉強のような不確定要素の多い複雑な目標については、「がんばれ」は好ましくない。しかし禁煙とかジョギングのような「単純な目標」については「がんばれ」でいいと考えている。期間を限定した励ましも状況によっては「あり」である。

もちろん言い回しについては工夫が必要だ。「幸運を祈る」「実力が十分に出せるといいね」「まあ、そこそこがんばってみたら」「がんばりすぎないようにがんばってみたら」「ためしにがんばってみましょうか」といった、前向きではあるが期待がこもりすぎない表現をその都度工夫する必要がある。「その都度」というのは、激励のありようはやりとりの文脈で決まることが多いからだ。

以上、私が望ましいと考える精神療法的治療環境のあり方について断片的に述べてみた。

消えゆく媒介者

異論もあろうが、私自身は理想の治療者のありようとして、「消えゆく媒介者」のような存在を考えている。

これは批評家フレドリック・ジェイムソンの用語である。プロテスタンティズムは勤勉の倫理によって宗教と経済活動を結びつけ、資本主義が出現する条件を作り出したが、皮肉にも当の資本主義の出現によって衰退を余儀なくされた。「消えゆく媒介者」とは、このプロテスタンティズムのような位置を指している。

治療者は患者の人生に深く関わらざるを得ない。しかし可能であれば、回復とともにその存在は忘れ去られることが望ましい。ひきこもりの臨床では特にそうだが、社会復帰を果たした後で治療者に感謝する患者はきわめて少ない。むしろ治療を受けていた時期のことを忘れたいと述べる患者が多い。しかし筆者は、こうした否認もまた患者の自立を支えていると考える。患者の実人生に痕跡を残さない「消えゆく媒介者」たらんと欲すること。これもまた精神療法家の倫理とするならば、いささか厳しすぎるだろうか。

10　Snap diagnosis 事始め

はじめに

筆者はかねてから、皮膚科の診断学には、精神科のそれに通ずるところが多々あるのではないかと考えていた。もちろん筆者は、皮膚科学については門外漢にすぎないが、家人が皮膚科医であるということもあって、この二つの科には「外胚葉仲間」とでも親しげに呼びかけたくなるような親和性があるように思われてならないのである。いや、実際には親和性どころではない。やや古い世代の精神科医は、患者の「皮膚」を通じて診断することがしばしばあった。皮膚のなかでもとりわけ情報価値の高い「顔」には、精神科における重要な診断情報が凝縮されていたためである。

筆者の最初の著作である『文脈病』（青土社、一九九八年）は、ほぼ全編を通じて「顔とは何か」を問い続けている奇妙な本なのだが、まさにその冒頭に、本章の内容を予期させるようなくだりが記されている。その部分を以下に引用する。

「一九八六年から一九八八年にかけて、医師免許をとりたての大学院生だった僕は、埼玉県のとある単科精神科病院で研修を受けた。そこで僕が経験した『通過儀礼』は、今にして思えばいささか奇妙なものだった。実際その病院での診療風景は、新人研修医を当惑させるに十分なものだったろう。ベテラン医師たちが、患者の『顔』で診断を下し、治療の方針を立てている！ ……医師らはその技術を〝Shot diagnosis〟（一発診断？）ないし〝Blink diagnosis〟（一瞥診断？）と誇らしげに呼び、患者が入室したまさにその瞬間に、診断を完了させるのが『名人芸』とされた」

実は本稿を依頼されたきっかけも、この本にあった。秋田大学皮膚科の梅林芳弘准教授（ちなみに筑波大学医学専門学群の同窓である）が拙著を手に取られ、皮膚科学的診断と精神医学的診断における共通性に思い至って、筆者に原稿依頼がなされたのである。

精神医学における「診断」

現在、精神医学における診断学は、ほぼＤＳＭ－Ⅳ（Diagnostic and Statistical Manual of Mental Disorders-Ⅳ：アメリカ精神医学会が編纂した診断と統計のためのマニュアル）の「専制下」にあると言っても過言ではない。少なくとも国際学会で発表したり、海外の専門誌に投稿したりすることを考えるなら、ＤＳＭ－Ⅳに準拠しない診断名や診断手順に依拠することは考えられない。

しかしそれは、いわば「タテマエ」である。精神科臨床医の日常にはれっきとしたダブルスタンダード、ときにはトリプルスタンダードがまかり通っているからだ。例えば一人の患者について、診断書向けの診断名（ＤＳＭ－ⅣもしくはＩＣＤ－10に準拠したもの）、カルテ用の診断名（保険診療を適用するためのもの）、そしてその医師個人の「真の診断」がある。

最近のうつ病などはまさに格好の例だろう。治療を続けるために、医師はとりあえず「F33.0 反復性うつ病性障害」などと診断する。抗うつ薬を処方しなければならないから、カルテにも「うつ病」と記す。しかし内心では「こんなのは本物のうつ病じゃない、単なる怠け者、回避性人格障害だ」などと考えている。

いささか戯画的誇張をはらんだ描写ではあるが、精神科医の考え方としては、それほど特殊なものではない。そもそもわが国の精神科医の多くは、いまだに根強いＤＳＭ不信を抱いている。あのような目の粗い操作的診断分類は、精神医療の現場ではものの役には立たないという考え方がいまだに主流なのである。

あるいは、ここにもドラッグ・ラグ（drug lag：新薬承認の遅延）の問題が絡んでくるだろう。例えばある種の抗てんかん薬は、海外では躁うつ病治療に欠かせないものとなっているのだが、日本では長らくその保険適用が認められなかった。それゆえ、やむなくカルテ上は「てんかん」と記載して使用を開始せざるを得ない、といった事態がめずらしくなかったのである。

このような診断を「方便としての診断」とする一方で、「真の診断」はいかなる場面で発揮されたのだろうか。少なくともある世代以上の精神科医にとって、真に重要な診断は、初期段階で「精神病か否か」を確実に鑑別することであった。

ここでいう「精神病」とは、精神障害のなかでも特に重篤なものとして、主に「三大精神病」と呼ばれる統合失調症、躁うつ病、てんかんを指している。これらは古い分類では「内因性」精神疾患などとも呼ばれていた。内因性とは、現在の診断技術ではみつけられない何らかの器質的要因に基づく、というほどの意味である。言い換えるなら、間違いなく脳に異常があるらしいのだが、CTやMRI、あるいは脳波検査などでは異常を発見できない精神障害を指している。

日常臨床では、まず検査で発見できる器質性疾患を除外し、次いで内因性疾患の可能性を検討し、最後に心因性（環境やストレスの影響が原因となること）疾患を疑う、という手順で診断を進めることが多い。このとき、とりわけ進行性かつ（比較的）難治性で慢性化しやすい内因性疾患を確実に診断する能力が重要なのである。

何が「共通」するのか

ここで再び、わが精神医学と皮膚科学との共通性に思いをはせてみよう。筆者は先ほど冗談で「外胚葉仲間」などと言ったが、「皮膚―自我」という概念を精神分析に導入したフランスの精神分析家、ディディエ・アンジュー（Didier Anzieu）は、この問題をきわめて真摯に検討している（『皮膚―自我』言叢社、一九九六年）。

アンジューは言う。「そもそも外胚葉こそがあらゆる苦悩と悲劇の源なのだ！」と。彼はさらに論を進める。「いわゆる論理的思考の習慣から脱却する際、大いに有用なのは発生学である。……この外胚葉から皮膚（感覚器官を含む）と脳とが同時に形成されるのである。頭蓋によって保護された知覚表面である脳は、最表層部の肥厚と硬化によって保護された知覚表面である皮膚およびその感覚器官と常に関わりを持っている。脳と皮膚はどちらも表面なのである」。

発生学を神話的に受け止めすぎると、そこにさまざまな本質を見出したくなってしまうものだ。その典型はヘッケルの有名な反復説、かの「個体発生は系統発生を繰り返す」という命題であろう。現在はほぼ否定された反復説は、むしろ精神分析の領域に活路を見出したのだが、今回はそちらには深く立ち入らない。アンジューの仮説は科学としては問題があるが、比喩としては悪くない。とりわけ「どちらも表面」というくだりなどは。

いきすぎた本質論にさえ陥らなければ、皮膚科と精神科における共通性には興味深い点も多々見受けられる。第一に病因論の曖昧さ、第二に診断における「パターン認識」の優位性、第三に経験主義的な傾きを強くもつ診断・治療論。以上の三点が、さしあたり指摘できるであろう。以上の三点のいずれもが、皮膚科と精神科の「表面性」に深く関係しているとするならば、こじつけが過ぎるだろうか。

病因論についていえば、統合失調症やうつ病といった精神疾患の多くが、いまだに「原因不明」である。皮膚科における尋常性乾癬《かんせん》や扁平苔癬《へんぺいたいせん》などにしても、決して稀な疾患ではないにもかかわらず、いまだ原因が特定されていないと聞く。原因不明の疾患に対する治療論が、大幅にヒューリスティックな傾きをもつのはやむを得ないことであろう。

あるいはまた、いずれの科も診断過程のなかに、検査データに還元できず科学的記述に抵抗する領域をもっている。精神科でいえば、統合失調症患者の「たたずまい」がもたらす、きわめて特異な印象（プレコックス感）が典型である。皮膚科においては、局所的な病変については記述可能であるにせよ、全体的な「印象」については、その疾患独特の手触りとしか説明できないことがあるとも聞く。

パターン認識

先ほど筆者が"Shot diagnosis"ないし"Blink diagnosis"と述べた診断技法は、皮膚科における"snap diagnosis"とほぼ同義と考えられる。野口善令によれば、診断推論には二種類のアプローチがある(「診断学総論」『別冊ERマガジン』五巻、二〇〇八年)。分析的なアプローチ(仮説演繹法)と直観的なアプローチ(パターン認識)である。

仮説演繹法は、主訴に基づき鑑別診断のリストを作り、一つひとつ除外して最終診断に到達するといったオーソドックスな手法であり、精神医学でいえばDSM-Ⅳに基づく診断はこちらに該当する。診断プロセスが論理的であるだけに普遍性があり、教育や学習にも役立つが、いかんせん効率が悪いという問題がある。

一方パターン認識に基づく直観的診断が、ここでいうsnap diagnosisにあたる。ベテラン医師が、症状や所見の組み合わせパターンを認識して、一気に正確な診断へと到達する、いわば名人芸である。例えば「微熱、心雑音、血尿」などの組み合わせから、「心内膜炎」といった診断名がひらめく場合がこれに該当するのだという。それはちょうど、パターンをもたない人にとっては無意味な星の羅列が、パターンをもつ人には星座として見ることができることと似ているとされる。

野口がいう直観的診断は、おそらくすべての科において応用可能な技法であろう。とりわけ救命に一刻を争う救急外来などでは、診断のフローチャートに従ってじっくり鑑別診断をしている余裕はほとんどない。そうした緊急性が高い場面ほど、こうしたsnap diagnosisは威力を発揮するのであろう。それゆえ名医とよばれる医師ならば、ほぼ例外なくこうした技法をマスターしているものと考えられる。

いうまでもなくこうした「パターン認識」は、皮膚科や精神科でもなされている。ただし、皮膚科や精神科の診断には、さらに特異な点がいくつかあるように思われる。まず、「パターン」が圧倒的に視覚優位であること。また「パターン」を記述に分解することが他科の場合以上に困難であること。それゆえ「パターン」と同様、あるいはそれ以上に重要な認識の対象として「手触り」や「雰囲気」があるであろうこと。

例えば精神科医のなかには、素早く高い精度で診断を下しながら、その診断根拠をうまく言語化できないような〝名医〟も存在する。こうした名医は皮膚科医にもいるに違いない。練達の医師による「パターン認識」は、常に言語よりも「速い」。言語による記述は、常に認識よりも遅れて到来する。

とりわけ「手触り（テクスチャー）」は、皮膚科のみならず精神科の診断においても、きわめて重要な意義をもつであろう。われわれはまさに「眼で触診」しているのである。このとき最大限に動員されるのは、パターン認識の精髄ともいうべき「テクスチャー認識」である。

病歴や症状の組み合わせからなる「パターン」とは違い、「テクスチャー」を構成するのは目の前の視覚情報のみである。それゆえテクスチャー認識とは、診断対象の本質がすべて表層に凝縮されていることを前提とした、きわめて特異な認識でもある。患者を一瞥しただけで診断が完了する、などといった名人芸は、表層に折り畳まれ圧縮された疾患のゲシュタルトを、言葉よりも速く同定する能力によって成り立っている。

なぜこうしたことが可能になるのだろうか。筆者の考えでは、皮膚疾患と精神疾患に共通するのは、発生学的起源ではなく、機能における徹底した表層性＝界面性である。皮膚も精神も、病理と異常は常に「界面」において生ずる。生じた異常はすべてテクスチャーとして表層に凝集され、症状化される。

では、「界面」とは何か。皮膚ならば、その病理は内的要因（遺伝、体質、免疫、心因 etc.）と外的要因（感染、物理刺激、ストレス、外傷 etc.）との間における、作用―反作用を含む複雑な相互作用によって決定づけられるだろう。精神病理のなりたちもほぼ同様で、内的要因に器質的異常が、外的要因に人間関係や社会文化的要因が加わる程度の違いしかない。

病理をもたらす相互作用が症状として形をなす場所を、ここでは「界面」とよぶことにしよう。重要なことは、界面が表面ではあっても決して平面ではないという点である。顔や丘疹《きゅうしん》が平面ではないように、界面は繊細な三次元的構造を有している。われわれは視覚を触覚的にフル活用して、その「テクスチャー」を認識するのである。

「プレコックス感」とは何か

精神医学において、こうしたテクスチャー感覚の一つの典型が、統合失調症における「プレコックス感」である。

「プレコックス感」はオランダの精神医学者ヘンリキュス・コルネリウス・リュムケが提唱した概念である。一般的には、精神分裂病の患者に特有の顔貌あるいは表情とされる。精神科医は一定の訓練を重ねることで、比較的容易にその鑑別が可能になり、さらに訓練や素質によっては、症状や訴えを尋ねるまでもなく、ほとんど瞬時に診断が可能になる場合もある。

この感覚の応用により、およそ症状に乏しい、ごく軽症、あるいは発症初期の患者を鑑別診断することも可能になる。さらには状態改善の指標としても有用でありうる。

統合失調症の診断は、幻覚や妄想などの陽性症状が多い場合はそれほど難しくないが、ひきこもりや自閉、意欲減退といった陰性症状主体のものは、神経症性やうつ病性のものとの鑑別が困難である。そうした場合、筆者は、このプレコックス感をたよりに診断を下すことがしばしばある。

ひきこもりの治療的支援を専門とする筆者にとって、非精神病性のひきこもりと統合失調症の鑑別はきわめて重要なテーマだった。慢性化したひきこもり事例は、状態像の記述だけならDSM‐Ⅳで統合失調症に該当する可能性がきわめて高い。それゆえ筆者は、一時期この「プレコックス感」を最重要の鑑別項目として活用していた。このトレーニングが奏効したのか、初期の寡症状性の統合失調症診断の精度については、筆者はいささか自負するところもある。

ところで、臨床上きわめて有用なこの感覚は、記述することがきわめて難しい。表情の硬さ、動きの乏しさ、緊張、奇妙さなど、いくつかの特徴らしきものは列挙できるが、それでも十分な表現たりえていない。前述したリュムケは、それを一種の内的自己不確実感の体験と記述している。彼によれば、この内的自己不確実感は、多くの

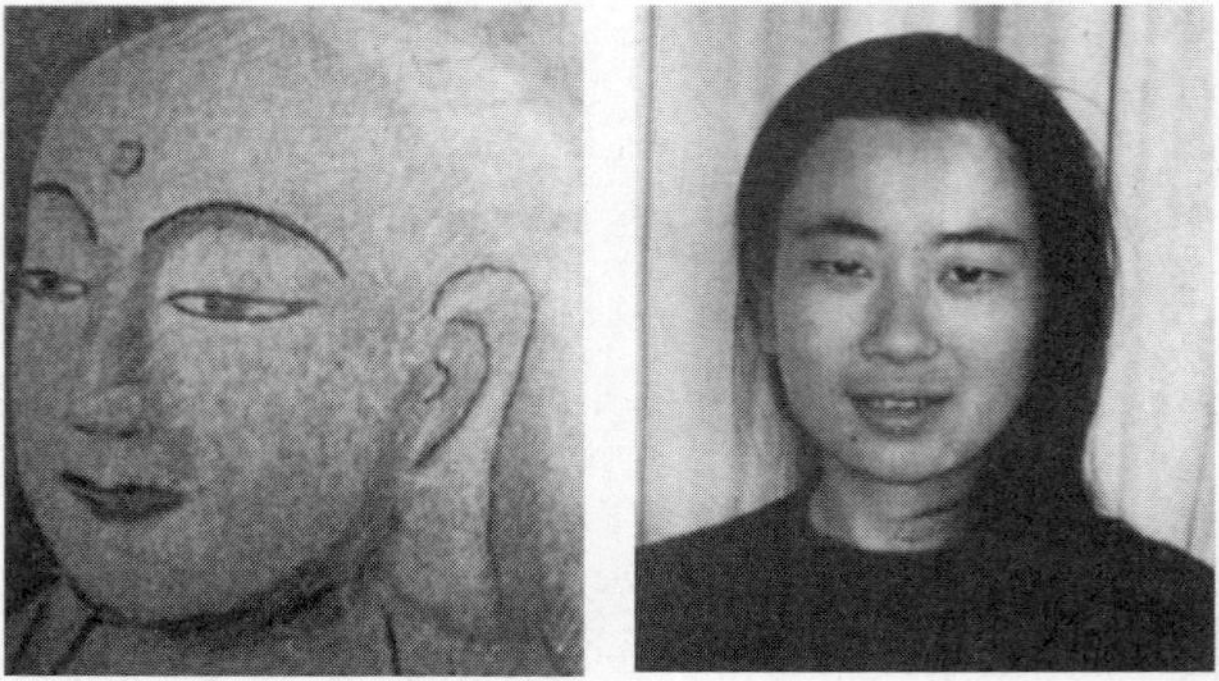

図3　一種の統合失調症くささ

場合であれば他者と接する際に必ず現出するあるものが、現出しないために生じるという。その「あるもの」とは、相互性の感情である。（患者の）対人接触欲求の欠落のために表情も語り言葉もコミュニケーションの性質をもたなくなる。さらにまた「プレコックス感」は、患者に接近しようとしてはねつけられた治療者のナルシシズムが傷つくために生じたものとされる。

「プレコックス感」が発生する機序についてはともかく、それがどんな性質の感覚であるか、知りたい方もおられるだろう。皮膚科学の教科書には病変部位の写真が数多く掲載されているが、精神医学の教科書にはプライバシーへの配慮から、事例の写真が掲載されていることはほとんどない。

筆者の知る限り、西丸四方、西丸甫夫著『やさしい精神医学』(南山堂、一九七五年）がほぼ唯一の例外である。おおらかな時代に書かれた本らしく、事例を含む多数の貴重な図版が収録された本であり、いまなお入門書としての価値を減じていない。本書から二枚の図版を引用する（図3）。

いずれも比較的「狂気の徴候」が読みとりやすい例である。右の写真の女性は統合失調症の事例であり、この表情から感じられる違和感は、われわれが「プレコックス感」とよんでいる感覚にきわめて近い。一般に「プレコックス感」は写真やビデオを通らないとされており、逆に非精神病者の写真であっても、ある一瞬を切りとることで同種の違和感を与えることは不可能ではない。この写真はその意味で、統合失調症の患者さんがいかにもそれらしい表情を見せた瞬間を捉えているという意味で、貴重なものである。

また、前掲左の写真は西丸によれば「分裂病臭い仏像」とのことである。西丸自身は次のように記述している。「イラストの絵に時々ある人物の顔……ハイリヒ（聖）に対するキッチュ（俗悪）といったような顔にそういう人相に似たものがあるように思えた。……それは何といってよいか。宗教的な、ハイリヒな無でなくて、何ともやりきれない無、うっと息がつまるようなものとでもいおうか。……底に何もない澱みといったようなものである」（西丸四方『彷徨記』批評社、一九九一年）。

瞬瞥診断術 Blickdiagnose とは

冒頭で触れた、新人時代の筆者に特異な snap diagnosis の洗礼をもたらしたのは、当時、浦和神経サナトリウムに勤務していた精神科医、故・茅野淑朗である。茅野は精神病理学的洞察に基づき、患者が診察室のドアを開けて入室し椅子に座るまでの立ち居ふるまいや顔つきなどから、一瞬で診断を下す「瞬瞥診断術 Blickdiagnose」を提唱し、それを後に著書『Schizo-Oligophrenie——統合失調症様症状を呈する発達遅滞』（新樹会創造出版、二〇〇六年）にまとめた。

「プレコックス感」について記した本は数多いが、精神医学における snap diagnosis の重要性をここまで緻密に記した本はほかに例をみない。一種の「奇書」には違いないが、いまなお一読の価値は十分にある。

茅野は要素還元的な診断法を撤底して否定した。病める人間の「総体」をみよ、というのである。すでにその立ち居ふるまいにおいて、診断的情報は膨大に含まれている。例えばこんな具合に。

「家人から得られる情報は　対人生活上の孤立　嫌人的傾向　自閉と社会的参加　性

の減退　無為　怠業であるが　こんな話は聞かずともよい　このよってくる処のものを　観得すればよいわけで　可能な限り Ohne Anamnese で診たい　即ち　動きに力動感を欠き　緩慢（traeg　反応が鈍い　vgl. Langsam　間延び　――Organiker の Zeichen）で柔軟さに乏しく　円滑さを欠く　そもそも　状況に不関なら　応じてくるはずもない　halluzinieren しているのなら　一見して　頭蓋骨の天辺の内側を窺うような表情で判る」

句読点のない分かち書きの、ところどころドイツ語混じりの文体に戸惑う読者もおられようが、その記述内容はきわめて興味深いものだ。さらに本書では、統合失調症のみならず、器質性精神障害の診断技法にまでその記述は及んでいる。以下、そのくだりを引用してみよう。

「われわれ　精神科医は　患者さんに　対すると　まず　Schizophrenie　か　否かの〝あたり〟を探る　Nichts　Schizophrenes　なら　organisch　か　symptomatisch へと　探索を進めていく　師は　Organiker　が疑われると　まず第一に　体型のバランス　頭部と体部の均整は　脊柱の湾曲があるか　頭蓋骨の形　肥厚はと眺め回し首の張り　太さはと進み　次いで口を開けさせ　おもむろに　口蓋の高さを覗きこみ歯列歯牙の欠損融合・余剰歯は　……　と患者さんを　触り捲った　脳を包み　一体

となって発生発達してきたその容器たる頭蓋骨にも何か異常を発見できるのではなかろうかというわけである」

このような方法論が果たして本当に有効なのだろうか。少なくとも筆者は、研修医時代に、茅野のいわゆる「瞬瞥診断術　Blickdiagnose」の現場を幾度となく目撃し、その正確さに舌を巻いた記憶がある。統合失調症との診断のもとで治療に難渋していた筆者の患者を、まさしく一瞥して「S（Schizophreria　統合失調症）にみえるけどOrganiker（器質性精神障害）だね」と言われ、念のために脳波検査をしてみたら異常所見が見つかった、といったエピソードには事欠かなかった。

ＥＢＭ（Evidence-Based Medicine　エビデンスに基づく医療）が席巻する現代の精神医療において、こうした「名人芸」にはもはや居場所がないことは承知のうえだが、これほどの技術的伝承が途絶えてしまうのはいかにも惜しいという思いもある。とりわけ、ここに記された患者さんの身体における異常な徴候への繊細な配慮は、現代において失われつつある貴重な作法とも言うべきものだろう。

自己修練の方法

ここにおいてようやく、いかにしてそうした臨床眼を身につけるか、ということが問題になる。

前掲書の解題で藤元登四郎が述べているように、「瞬瞥診断術 Blickdiagnose」は日本独特の文化、とりわけ禅に通ずるところが多いように思われる。それを会得するにはまず厳しい修行が必要となる。さらに「患者様と出会った瞬間の医師自身の『己』の反応を知ること、『観得』である。そして患者に無念に向き合うと病像がとびこんできて、『照見』し、治療者の分類・蓄積されたパターンに重なる。ここで医師の『己』は絶えず動き続け、不動とならないように中心をずらし、自らを循環させる。ここには禅のようなパラドックスがある」とされる。

しかし「修行」といわれても、この技術の継承者がほぼ存在しないに等しい現状において、それを学ぶことはもはや不可能ではないだろうか？

必ずしも、そうではない。先ほども述べたとおり、現代においても熟達したベテラン医師ならば、この種のすぐれた「臨床眼」を必ずもっているはずだ。まずはそうした「師」について、師の診断過程をつぶさに観察することが学習の第一歩である。

次に重要なことは、事例を記憶することである。医師国家試験の勉強中ならいざしらず、臨床現場では単なる情報としての「病気の知識」は驚くほど役に立たない。かつて経験した事例の記憶のほうがはるかに有用である。このとき重要なのは、あくまでも疾患単位で記憶せず、事例個人ごとに記憶することである。つまり疾患Aならば「○○さんのような事例」と、すぐに連想が働くようにしておくのである。こうした事例の脳内アーカイブが充実すればするほど、診断の精度と速度は向上するであろう。

さらに、記述のための言葉を鍛えておくことも忘れるべきではない。たしかに診断過程をうまく言語化できない名人も存在するが、それは才能ゆえの制約というべきものであって、われわれ凡人は、自らの認識過程を事後的に言語化することでさらに精度を高め、他者に対しても伝達可能なものにしておく必要がある。言語化能力は限られた認識の幅を押し広げ、より自由なものにしてくれるだろう。そのためにも、カルテの記載はおろそかにすべきではない。

テクスチャー認知はさまざまな場面で応用がきく。例えば筆者は、マンガの絵柄を一瞥するだけでその作家名を言い当てることができるが(もちろん既知の作家に限られる)、これもそうした応用例の一つである。マンガに限らず、絵画や現代美術、あるいは映画など、この種の同定認知を鍛える機会はいくらでもある。このように日常においで眼を鍛えておくこともまた、臨床眼の精度を高めてくれるだろう。

11　現代型うつ病は病気か

病像の変化

うつ病の増加傾向は近年いよいよ顕著なものとなりつつある。厚生労働省の「患者調査」によれば、一九九六年には四三・三万人であった総患者数は一九九九年に四四・一万人、二〇〇二年には七一・一万人、二〇〇五年には九二・四万人、二〇〇八年には一〇四・一万人と、その増加ぶりは急峻なものになりつつある。

これとともに、うつ病の病像も変化した。一言で言えば「軽症化」である。軽症化とともに、従来の病像とは異なった臨床像を呈する新しいうつ病が急増したとされている。

かつて「うつ病」とは、まじめで責任感が強く、他人を思いやることができる常識人が罹患する病気と見なされていた。愛すべき凡庸さをもち、社会秩序を重んじ、医師の指示には素直に従い、休養と服薬によって確実に回復する。これが旧来の教科書的なうつ病のイメージである。

こうした病前性格を、下田光造は「執着気質」と呼んだ〔1〕。陰性の気分が持続しがちで気分転換が苦手、さらに「協調性」「強迫性」「精力性」の三つの特徴をもっている。つまり、気配りができて和を重んじ、責任感が強く几帳面で、熱中しやすく無理に頑張りすぎてしまう傾向がある人が、うつ病になりやすいと考えられていた。これに近い概念としてテレンバッハの「メランコリー親和型」が知られているが、ここでは省略する。

こうした従来型のうつ病に対して、最近の軽症化したうつ病は、より逃避的で「怠け」に近いものとして批判される傾向がある。「遊びには行けるが、仕事は行けない」という傾向が最も批判されやすい。また、旧タイプのうつ病が自責的になりやすいとすれば、最近のうつ病は他責的で治療意欲も不安定であるとされている。

それゆえ最近のうつ病は、「新型うつ」「現代型うつ」「偽性うつ」「ニュータイプうつ」「ディスチミア親和型うつ」などと呼ばれている。それぞれに微妙な違いがあるとされているが、煩雑なのでここでは深入りしない。これ以降は、新しいタイプのうつ病については「現代型うつ病」で統一する。

現代型うつ病と旧来のうつ病との違いは、樽味伸らによれば表1のように整理する

	ディスチミア親和型	メランコリー親和型
年齢層	青年層	中高年層
関連する気質	スチューデント・アパシー 退却傾向と無気力	執着気質 メランコリー性格
病前性格	自己自身（役割ぬき）への愛着 規範に対して「ストレス」であると抵抗する 秩序への否定的感情と漠然とした万能感 もともと仕事熱心ではない	社会的役割・規範への愛着 規範に対して好意的で同一化 秩序を愛し、配慮的で几帳面 基本的に仕事熱心
症候学的特徴	不全感と倦怠 回避と他罰的感情（他者への非難） 衝動的な自傷、一方で“軽やかな”自殺企図	焦燥と抑制 疲弊と罪業感（申し訳なさの表明） 完遂しかねない“熟慮した”自殺企図
薬物への反応	多くは部分的効果にとどまる（病み終えない）	多くは良好（病み終える）
認知と行動特性	どこまでが「生き方」でどこからが「症状経過」か不分明	疾病による行動変化が明らか
予後と環境変化	休養と服薬のみでしばしば慢性化する 置かれた場・環境の変化で急速に改善することがある	休養と服薬で全般に軽快しやすい 場・環境の変化は両価的である（ときに自責的となる）

表1　ディスチミア親和型うつ病とメランコリー親和型うつ病の対比

ことができる[2]。

この違いについて簡単に説明するなら、現代型うつ病の特徴は、第一に軽症で治りにくいこと、第二に「生き方」と症状の区別が曖昧であること、となるだろう。軽症であるがゆえに「生き方」の問題を巻き込みやすく、またそれゆえに治りにくいとも言える。治療で病気は治せても、「生き方」を変えさせることははるかに困難が伴いやすい。

井原裕は、こうした傾向の発端は、DSM-Ⅲ-R（Diagnostic and Statistical Manual of Mental Disorders-Ⅲ-R：アメリカ精神医学会が編纂した診断と統計のためのマニュアル）において、「神経症性うつ病」の概念を「気分変調症」として「うつ病圏」に組み込んだ時点までさかのぼれるという[3]。

その結果、「現代の『うつ病』ファミリーは、たとえていえば、『内因性うつ病』の直系家族ばかりではなく、『神経症性抑うつ』が『内因性うつ病』と政略結婚させられた結果の傍系親族をも含んだ、呉越同舟、玉石混淆の大家族となった」のである。

社会的要因

こうした病像の変化はどのように起こったのだろうか。

精神疾患の発症には、多様で重層的な決定要因が想定されるため、こうした変化の原因も複合的なものと考えられる。本論では、主に社会的要因に絞って検討を試みたい。

先述したように、うつ病の病前性格としての「執着気質」や「メランコリー親和型」が言われていた時代は、日本においては高度成長期とほぼ重なる。この時期にあっては、勤勉さや秩序への親和性が、そのまま社会への適応度を高めてくれた。しかし、こうした規範を過度に内在化し、過剰適応した人々は、過剰な負債感を抱え込んだまま倒れ込み、うつ病になっていった。この点について、中井久夫は次のように記している。

「高度成長を支えた者のかなりの部分が執着気質的職業倫理であるとしても、高度成長の進行とともに、執着気質者の、より心理的に拘束された者から順に取り残され、さらに高度成長の終末期には倫理そのものが目的喪失によって空洞化を起こしてきた」[4]

そして、これに続く変化を、内海健はポストモダン状況と呼ぶ[5]。「メランコリー型の失効をもたらしたのは、高度成長経済による目的達成＝喪失、『勤勉、節約、服従』といった通俗道徳の没落、価値観の多様化、権威の失墜ないしその存在の不明確化、などと呼ばれるものである。極東の片隅で例外的に生きながらえた『プロテスタンティズムの精神』は、いったんその崩壊が始まるや、雪崩をうって、『ポストモダン』と呼ばれる状況に突入していったのである」

気質としての「メランコリー親和型」は失効したとしても、病前性格としての「同調性」はいまなお有効である。その意味でうつ病は、いつの時代でも「(過剰) 適応の病」である。つまり、その時代ごとに、人々が集団的・無意識的に内在化している価値規範への「適応」である。

ならば、現代における最大の「規範」とは何だろうか。かつての職業倫理であった勤勉主義は後景に退き、いまや「操作主義」と「コミュニケーション偏重主義」が全面化しつつあると思われる。操作主義とは、何であれ対象を「コントロールすること」それ自体が自己目的化する傾向を意味している。

コミュニケーション偏重主義とは、こうした操作主義の発展形の一つである。いまや学校や職場における対人評価は「コミュニカティブか否か」で決定づけられている。ここで言う「コミュニケーション」とは論理的・言語的な能力というよりは、「空気を読む」「笑いをとる」「他人をいじる(操作する)」といった能力に限定される傾向がある。

このような傾向のもとで、社会的承認がそのまま適応度を決定づけるという奇妙な事態が進行しつつある。これは、他者からの承認が得られなければただちに居場所や職を失うということを意味する。

私の臨床経験から言えば、「現代型うつ病」と呼ばれるような事例のほとんどは、「(「過剰適応」を含む)不適応」か「承認の失敗」、あるいはその双方を原因として発症している。

これらは発症原因としてはかなり普遍的かつ非特異的なものであり、それが「うつ状態」という非特異的な症状に帰結するというのも、あながち不自然なことではない。その結果、もともとの性格や直接の原因の如何を問わず、「うつ病」という病の形式が支配的になったと、私は考えている。

現代型うつ病は「病気」である

以上の記述からもわかるとおり、筆者は「現代型うつ病」を「病気」として理解している。この点については異論が多く、単純に病気として対処できないと批判的に考える医師が多いということも承知している。その多くは、「単なる怠けであって病気ではない」「日本だけの概念でエビデンスがない」といった指摘である。

これが「現代型うつ病はうつ病ではない」という指摘であるならば、学問的に検討する価値はあるであろう。しかし、「現代型うつ病は病気ではない」もしくは「治療の必要はない」という主張は、すでに前提において誤っている。本来、精神医学においては、「正常」という診断はそれほど容易なものではなかった。主要な精神障害のほぼすべてにおいて検査データや画像診断が当てにならない以上、これは当然のことである。

「現代型うつ病は病気ではない」という判断は、事実上「それは怠け、もしくは逃避である」という判断と表裏一体である。そうだとすれば、その判断は明らかに医学的診断を超えた「価値判断」であり、それは医療の領分ではない。

また「病気ではなく怠け」という「診断」は、誤っているのみならず有害ですらあり得る。そうした診断によって患者は傷つけられて医療に不信感を抱き、納得のいく対応をしてくれる別の治療者を探し回るような結果につながる。場合によっては家族を含む周囲の人間が、医師から「怠け」という「お墨つき」を得ることで、患者に対して一層批判的になることも考えられる。そうした事態が「医原性」の増悪を招くことは想像に難くない。

筆者は、精神医学における「治療の必要性」は、差し当たり「当事者のニーズ」によって決められるべきであると考えている（「当事者」には家族も含まれる）。つまり目の前の患者が困っているのなら、とりあえず治療を開始してみるという立場である。それから後は治療契約の問題である。

筆者は例えば、「仕事中はうつになって、遊びでは元気になる」ような態度を一概に「怠け」とは見なさないが、「薬が切れたり、診断書が必要になったときだけ不定期に来院する」ような態度に対してはかなり厳しく接する。場合によっては治療を断る場合もある。これは、「いかに生きるべきか」は治療の埒外の問題であるが、「治療に真剣に取り組む」ことは義務として要求するということである。

「求められれば治療をする」とはいえ、それは本人の求めに応じて処方をしたり診断書を出したりするという意味ではない。どのような治療手段を取るかは、あくまでも当事者との話し合いで決定する。その際、治療の差し当たりの目標は、当事者が社会や家族との関わりにおいて「病気」というカードを使わざるを得ない状況があるのなら、治療者としてそうした状況の解消にできる限り協力をするというものになる。

軽症事例の多い「現代型うつ病」の治療においては、「症状」と同等か、それ以上に患者の「生き方」が問われる場面も多いため、薬物治療やカウンセリングだけではなく、総合的な視点からの治療が必要になってくる。近年、筆者は「人薬」や「社会関係資本」をキーワードとして、広義の対人関係の調整を治療に活かす試みを重視している[6]。「生き方」や「承認」が関わる問題だけに、対人関係の調整も必須であるが、ケースワーク的な介入の試みはまだ十分に実施されているとは言い難い。「現代型うつ病」の理解と並行して、「人薬」の意義が広く認識されることを期待したい。

文献

[1] 下田光造『精神衛生講話』岩波書店、一九四二年
[2] 樽味伸、神庭重信「うつ病の社会文化的試論―特に『ディスチミア親和型うつ病』について」『日本社会精神医学会雑誌』一三巻、一二九‐一三六頁、二〇〇五年
[3] 井原裕『激励禁忌神話の終焉』日本評論社、二〇〇九年
[4] 中井久夫『分裂病と人類』東京大学出版会、一九八二年
[5] 内海健『うつ病新時代―双極Ⅱ型という病』勉誠出版、二〇〇六年
[6] 斎藤環『「社会的うつ病」の治し方―人間関係をどう見直すか』新潮選書、二〇一一年

12　すべてが「うつ」になる――「操作主義」のボトルネック

増加の背景

精神医療の現場に関わるものの実感として、近年特に顕著な傾向が二つある。それは「初発の統合失調患者の急速な減少と軽症うつ患者の急増」ということである。前者については実感ばかりではなく実証研究もある（利谷健治、小林聡幸、加藤敏ほか「統合失調症初診症例は減少しているか？――大学病院・総合病院精神科外来での初診割合の調査」『精神神經學雜誌』一〇八巻、六九四 - 七〇四頁、二〇〇六年）。

後者については、もはや異論は少ないだろう。平成一四年に厚生労働省が行った調査で、うつ病の有病率は六・七パーセント、約一五人に一人が生涯に一度はうつ病にかかるとされる。現在、国内のうつ病人口は四五〇～六〇〇万人であり、治療を受けているのはそのうちの約一割とのことだ。

もともと「うつ」は二次障害も含めればかなり非特異的な症状でもあるのだが、それにしても新患の大半をうつが占めるというのは明らかに異常事態だ。

まずはうつ病の量的変化と質的変化について検討しておこう。いずれの背景にも社会の構造的変化の反映がみてとれる。遺伝的・器質的変化で説明するには、変化が急速すぎるのだ。

第一に考慮しておくべきは、マスコミをはじめとするメディアの影響である。早期の受診を促す「うつはこころの風邪」的なキャンペーンも、これに先行する「社会の心理学化」（心理学ないし精神医学が人間知の中心となること）の潮流がなければ、これほど浸透はしなかったであろう。

これは、うつ病報道が再帰的効果としてうつ病患者を増加させるという「ルーピング効果」（イアン・ハッキング）だ。その陰謀説バージョンとしては製薬会社の情報操作を想定するディジーズ・モンガリング disease-mongering がある。

私は必ずしも陰謀説にはくみしないが、しかし精神医学には一つの宿命的とも言える逆説が伴うと考えている。すなわち「精神疾患に対する治療手段の増加は、当の精神疾患そのものを増加させる」ということ。これは精神医療においてはもはや普遍的な命題と言いうるだろう。

ある疾患を確実に治癒に至らしめるような決定的治療手段、例えば梅毒に対するペニシリンのような治療手段が見出されることで、その疾患は減少する。

しかし、そうした決定打に欠ける疾患（例えば癌がそうであるように）に関しては、治療は複合的なものにならざるを得ない。うつ病について言えば、薬物療法やCBT（認知行動療法）をはじめ、有効とされる治療手段は多数ある。しかし複数あるということは、決定打に欠けるということだ。実際、「改善」のエビデンスは膨大にあるが「治癒」のそれは決して多くない。

薬物治療によって改善する率は八〇パーセント前後だが、完全治癒率は四〇パーセント以下という報告もある。これほど精神科クリニックが増えてもうつ病患者の増加に対応しきれないのはこのためだ。多くの精神科医は「そこそこ改善はしたが病み終わらない」患者、いわば慢性寛解群を数多く抱え込んでいる。

近年しきりに言われる「早期精神病」への「早期介入」に私が警戒的であるのは、人権的視点に加え、過剰な医療化と医原性問題への危惧ということもあるが、何よりも膨大な慢性寛解群を生み出しかねないという懸念が捨てきれないからだ。現代の精神医療の水準では、それも到底杞憂とは言えまい。

質的変化

次に、質的変化について検討しておく。

内海健は、著書『うつ病新時代―双極Ⅱ型という病』（勉誠出版、二〇〇六年）で、軽症のうつ病の増加について触れ、その本質はうつ状態と軽躁状態の二つの相をあわせもつ「双極性」事例の増加であるとして「汎双極論」を提唱した。内海によれば躁うつ病もうつ病も、「双極スペクトラム」上に位置づけられることになる。

内海はこうした病像の変化に影響を与えた時代背景について、精神病理的視点からの解釈を試みている。

「メランコリー型は疾病親和的性格であり、すでに時代遅れだったのである。実際、うつ病の状況論をめぐる議論がわが国で頂点を迎えた頃、すでに飯田は性格防衛としてのメランコリー型の有効性がすでに失われていることを指摘し、マニー型の側により有利な適応の可能性を見出している。また中井久夫は、執着性格者の倫理が目的喪失により空洞化し、より硬直した者から取り残されるとともに、そのあとに、より陶酔的、自己破壊的、酩酊的、投機的なものが到来することを予測した」（前掲書）。

確かに中井は、次のように記している（中井久夫『分裂病と人類』東京大学出版会、一九八二年）。

「高度成長を支えた者のかなりの部分が執着気質的職業倫理であるとしても、高度成長の進行とともに、執着気質者の、より心理的に拘束された者から順に取り残され、さらに高度成長の終末期には倫理そのものが目的喪失によって空洞化を起こしてきた」

こうした変化を内海はポストモダン状況と呼ぶ。

「メランコリー型の失効をもたらしたのは、高度成長経済による目的達成＝喪失、『勤勉、節約、服従』といった通俗道徳の没落、価値観の多様化、権威の失墜ないしその存在の不明確化、などと呼ばれるものである。極東の片隅で例外的に生きながらえた『プロテスタンティズムの精神』は、いったんその崩壊が始まるや、雪崩をうって、『ポストモダン』と呼ばれる状況に突入していったのである」（前掲書）

ただし、気質としての「メランコリー親和型」が失効したのは間違いないとしても、うつ病をもたらしやすい「内因性」そのものが否定されたわけではないと私は考える。例えば病前性格としての「同調性」は、いまなお有効な概念だ。内海も次のように述べている。

「同調性も、行き過ぎれば病的なものとなりうる。そのことについて、ミンコフスキーは、同調性格者は『波にさらわれる結果、自我を確立し、進歩するための地歩を固

めることができない』と指摘している。実に正鵠を得た《ママ》見解である」（前掲書）
そう、うつ病の病前性格を形成する構造そのものは、おそらく不変だ。その意味で外界への過剰同調性、経験をデータベースとして利用する積分回路的認知、時間意識における「ポスト・フェストゥム」性などは依然として有効と言いうるだろう。これらの素因的成分が、それぞれの時代精神との相互作用において形成するものが、うつ病の病前性格であり臨床像であったとすれば。

内海によれば、ポストモダン状況は分裂病を消滅させると同時に（内海健『分裂病の消滅―精神病理学を超えて』青土社、二〇〇三年）、メランコリー親和型性格者にとっても決定的な一撃となった。「大きな物語」の失墜とともに「同一化すべき方向性」が失われ、「そのつどの強迫」だけが残る。

しかし強迫にはこれを方向づける統制原理が欠けており「相手や状況にあわせつつ、コントロールしようとするあり方において、主体は振り回され、自分を見失い、そしてはるかに短期間で疲弊してしまう」ということになる。

操作主義の問題

「ポストモダン」を覆う統制原理なきシニシズムの世代においてすら、ある価値観が前景化する。それが「操作主義」である。目的や価値のいかんにかかわらず「コントロール可能な状態」を維持することのみを偏重する態度。

操作主義には先に触れた「心理主義」やサプリメント・カルチャー（手軽に「泣き」「笑い」のために消費される映画や小説などのコンテンツを含む）、コミュニケーション偏重主義からもろもろの「ライフハック」に至るまで、数多くのバリエーションがある。

ひとつ確実に言えることとは、それ自体を自己目的化できる操作主義は、いわば価値観なき価値観としてもきわめて支配的かつ強力である、ということだ。「操作主義を乗り越える方法論」そのものが操作的にしか示し得ない以上、われわれはたやすくこれを放棄できない。唯一可能なのは「操作すること」と「操作されること」の隣接性に気づく象徴的契機のみだが、その可能性は低い。

一方、双極スペクトラムと操作主義は、きわめて相性がよい。躁状態の過活動と、うつ状態のひきこもりと無為は、要するに「操作過剰」と「操作の放棄」なのであって、この中間に留まることはきわめて難しい。もちろん問題の所在を自覚することもまた、解決に寄与しない。

高度成長期を支えた勤勉の論理については、その背景にある「物語」に反発し、その追求から降りることも十分に可能だった。それゆえ「勤勉さ」に過剰に同調することでうつ病化するものはそうした「気質」をもつ一部のグループに限られた。

しかし物語なき操作主義はいっそう支配的だ。ひとたびその存在に気づかされるや、それ以外の立場をとることがきわめて困難になる。言い換えるなら、ほとんどの人を過剰に同調させずにはおかない磁場がそこに生じてしまう。

現在の軽症うつ病群が、かつてのような純度の高い気質グループではなく、異なった気質の雑居状態にみえることには、そうした事情も関与するだろう。つまり操作主義に取り込まれることで、人は本来の気質いかんにかかわらず、「同調性という問題」を抱え込まされるのである。

こうした操作主義のもとで安定可能なのは、逆説的なようだが「操作されること」を苦にしない、いわば〈動物化〉あるいは〈キャラ化〉した主体のみであろう。その都度の欲求が満たされれば満足という主体にとっては、現代はいまだかつてないほどの楽園であるはずだ。

しかし欲求の充足だけでは満足できず、操作主義と欲望の逆説に葛藤することでうつ病を発症するものがなぜこれほど多いのか、動物化ないしキャラ化だけでは説明が難しい。

精神医療と交換様式

以下の考察は、さる会合での柄谷行人との会話が契機となっている。

二〇一〇年、私は、柄谷行人の近著にして問題作『世界史の構造』（岩波書店、二〇一〇年）の書評を依頼され、交換様式の変遷をラカン理論とすりあわせつつ長い書評を書いた（「狂気としての贈与、あるいは平和への欲望」『ａｔプラス』六号、四三‐五二頁、二〇一〇年）。その会合で当の私の書評に触れつつ、柄谷は確かにこう言ったのだ。「僕（の理論）にはラカンのような『享楽』がないんだよ」と。

考えてみれば不可解なことだ。同書で柄谷行人はフロイトの「抑圧されたものの回帰」の理論を引用しつつ、繰り返しボロメオの輪のシェーマを用いている。にもかかわらず、同書にはどこにも「ラカン」の名前がみあたらない。図式としてはかなり綺麗にラカン理論に翻案可能な仮説だけに、この「ラカン否認」ともみえる身振りは不可解だった。

「享楽」の不在。これはきわめて重要な問題である。むろんこれに限らず、柄谷はラカン派のジャーゴンはほぼ使用しない。せいぜいフロイト由来の「去勢」止まりだ。しかし後述するように、あくまでもフロイトにとどまったことによって、柄谷は「抑圧されたものの回帰」という図式を、このうえなく見事にリサイクルすることに成功している。

『世界史の構造』における最初のキーワードは、「交換様式」である。同書で柄谷はマルクスの言う下部構造としての「生産様式」に代わり、「交換様式」に注目している。国家やネーションなどの上部構造に対して下部構造としての「生産様式」を考えたマルクス主義者たちは、下部構造が上部構造に必ずしも影響を及ぼし得ないことに気づいて上部構造の観念論に走るという誤謬に陥った。この変更は、その誤謬をふまえてなされている。

交換様式は、以下の四つのタイプに分類される。

交換様式Ａ：贈与と返礼という互酬交換。未開社会において優位。

交換様式Ｂ：収奪と再分配、または服従と安堵。国家社会において支配的。

交換様式Ｃ：商品交換。近代資本制社会において支配的。

交換様式Ｄ：Ａの高次元での回復。来るべき未来において支配的。

もちろん、いかなる社会においても、四つの交換様式の組み合わせがみられるのだが、どの交換様式が優位になるかで社会のありようは異なってくる。

こうした社会構成体は、常に他の社会構成体との関係において成立する。この関係を「世界システム」と呼ぶ。世界システムの歴史は次の四段階に分けられる。

①ミニ世界システム：交換様式Aによって形成される。

②世界＝帝国：交換様式Bによって形成される。

③世界＝経済：交換様式Cによって形成される。ここで資本＝ネーション＝国家が一般的となる。

④③を超える新たなシステム：「世界同時革命」のもと、交換様式Dによって形成される。カントはこれを「世界共和国」と呼んだ。

精神医療の発展段階も、これに近似的ではないかと考えるのはこじつけが過ぎるだろうか。しかし、精神症状の単純化（「うつ化」）を説明するうえでは、この枠組みを用いることがもっとも説得的であるように私には思われる。

精神医療のモデルで考えた場合に、交換様式Aに基づくミニ世界システムは、前近代的でプリミティブな治療文化と呼ぶことができる。

沖縄における「ユタ」と「カミダーリ」の関係が典型的であるが、病者と治療者はほぼ同じ資質を共有しており、治療はいわば個別の「症状」を交換する互酬交換によって成立している。症状は派手で多様だが、病因論は素朴でシンプルな要素（憑依、霊、先祖の因縁など）の場当たり的な組み合わせとなるだろう。

世界＝帝国における交換様式Bとは、向精神薬発達以前の精神医療、すなわち収容監禁と拘束ならびに各種ショック療法が治療の中心であった時代である。知識のレベルでは科学に漸近しつつあったものの、診断学の発展に治療論がまったく追いつかない段階だ。

当然ながら専門知識は医師が独占し、徹底したパターナリズムのもとで患者をねじふせ「服従」させていた時代である。この状況は世界＝帝国段階における収奪と再分配、服従と支配という発展段階に共通する。

この時期の特徴としては、診断学の博物学的なまでの多様性と、治療法の驚くべき単調さが挙げられるだろう。

しかし、こうした非対称的な治療関係は、世界＝経済と交換様式Cの段階において次第に無効になっていく。この段階が、現代社会における精神医療のありように近似する。DSM‐Ⅳ、ICD‐10などの操作的診断基準と同一の治療手段の普及による「精神疾患」の平準化。起きていることは、要するにそういうことなのではないだろうか。

ここで柄谷は、交換様式Cによって形成される世界＝経済システムにおいて資本＝ネーション＝国家の関係が、ボロメオの輪のような関係におかれることを繰り返し強調する。

「ネーションも、そのような意味で『想像的』な共同体なのである。ネーションにおいては、現実の資本主義経済がもたらす格差、自由と平等の欠如が、想像的に補填され解消されている。また、ネーションにおいては、支配の装置である国家とは異なる、互酬的な共同体が想像されている。その意味で、ネーションは、平等主義的な要求であり、国家や資本への批判とプロテストをはらんでいる。だが、同時に、ネーションは、資本＝国家がもたらす矛盾を想像的に解決することによって、それが破綻することを防いでいる。ネーションにはそのような両義性がある。私は最初に、いわゆるネーション＝ステートは、資本＝ネーション＝国家として見るべきであると述べた。それは、資本主義経済（感性）と国家（悟性）がネーション（想像力）によって結ばれているということである。これらはいわばボロメオの環をなす。つまり、どれか一つをとると、壊れてしまうような環である」（柄谷行人『世界史の構造』岩波書店、二〇一〇年）

先述したとおり柄谷はラカンの名前には一切ふれずにこのシェーマを提示しているため、私なりに補足を行った。本来このシェーマは三界、すなわち人間の認識における「R：現実界」「S：象徴界」「I：想像界」の三区分の位相的な関係を示すためのものである。

詳しい解説は省略するが、ネーションは想像的なものとされるためＩ、すなわち想像界に相当する。国家はＳ、すなわち象徴界の位置を占める。すると必然的に、資本がＲ、すなわち現実界にあたることになる。この対応関係の正当性についても、ここでは検討しない。要はこの段階においては、位相の異なる三つのレイヤーが一致させられるということが理解されればよい。

柄谷によれば、この段階（近代資本主義国家）においては、資本＝国家が旧来の共同体を破壊する。ネーションはその破壊に対する感情的な反発として生ずるとされている。失われた共同体を想像的に回復するナショナリズムが、「想像の共同体」としてのネーションを要請するのである。

この「翻案」を「精神疾患」に重ね合わせるとどうなるか。

私なりの整理では次のようになる。「症状＝診断」がＩ（想像界）、「適応のレベル」がＳ（象徴界）、病因がＲ（現実界）。

さしあたり精神疾患の病因は、その本質的な解明にはいまだほど遠い段階であるため、これを認識不可能な領域としてのＲとするのは妥当であろう。また、病因のいかんにかかわらず、見かけ上の症状とそれにもとづく診断をＩとすることにも異論は少ないだろう。適応をSとしたのは、そこが個人と社会の交錯する界面であること以上に、適応の本質がコミュニケーション、すなわち象徴的なものに深く関わっているためであるが、今はこの点には深入りしない。

柄谷の比喩をなぞるならば、病因と適応レベルが同調したことで従来の診断体系が崩れ、「うつ」という症状＝診断が精神医療を実効支配し始めるという展開になるが、私には今起きていることが、まさにこのとおりの事態ではないかと思われてならない。

むろん器質性疾患や遺伝性疾患が絶滅するわけではないから、真の意味での病因の多様性が完全に失われるわけではない。しかし例えば病理としては軽症の「社会的ひきこもり」が、その適応度の低さゆえに、さしあたり「うつ」として治療の対象とせざるを得ないような状況が現実にある。

適応度を測るスケールが操作主義的なもの、すなわち「コミュニケーション・スキル」や「作業能力の高さ」に一元化していくことで、病因論までが一元化していくという様相がありうるのではないか。もしそうであれば、個人の資質や環境といった多様性が、「一元化した病因論」というボトルネックを経ることで、ことごとく「うつ」という想像的形式に変換されてしまうということになる。

このように考えることが許されるならば、冒頭で述べた統合失調症患者の減少とうつ病患者の増加とを整合的に説明できる。また、現在の「うつ」における、症状的な単調さに比べての、治療に対する反応の多様性という逆説が理解しやすくなるように思われる。いわば「うつ」は、治療の過程を経ることで、はじめて本質的な多様性を発揮できる、とでもいうような。

もし柄谷が本当にラカンを読まずにこのシェーマを引用したのだとしたら、無自覚的にせよ「享楽」の次元を排除したことはまさに正解だった。ボロメオの輪というシェーマそのものの汎用性は高いのだが、三界を結び合わせる「享楽」を排除しなければ、R、S、Iそれぞれを分離して比喩として用いることが不可能になってしまう。むしろ柄谷の応用がなければ、精神疾患に三界概念を適用するという発想そのものが得られなかっただろう。

さて、本来ならばここで、交換様式Dにもとづく世界システム④についても検討を進めるべきところである。

柄谷によれば、交換様式Dとは交換様式Aの高次元での回復であるとされる。精神医療の今後に向けて、この点もきわめて示唆的だ。柄谷は交換様式Dとしてアソシエーショニズムの可能性を指摘しつつ、それはもはや意識的な変革運動としては実践されず、変革を目指した運動の中に、「抑圧／回帰」として期せずして出現するのだと述べる。ラカン的に言えば、それはまさしく「症状」だ。

限りなく「うつ」のモノトーンに溶解しつつある精神医療の地平に、いかなる「症状としてのアソシエーショニズム」が到来しうるのか。なにがしかの「予感」がないではないが、もはや紙幅も尽きた。この点については機会を改めて論ずることとしたい。

13 悪い卵とシステム、あるいは解離性憤怒

解離性憤怒？

患者から「自分はキレやすくて困る」という相談をときどき受けることがある。そういうとき、私は大略次のようなアドバイスを試みることにしている。

「キレやすさはあなたの意志いかんで克服できます。薬もカウンセリングも必要ありません。大切なのは『絶対にキレてはいけない』と自分に繰り返し言い聞かせることです。まったく無意識にキレる人はいません。キレる人は、どこかで必ず、自分にキレてしまうことを許しています。キレることを正当化する気持ちが少しでもある限りは、それを止めることはできません」

「キレやすい人の中には、怒りをこらえすぎるとストレスがたまって別のところで爆発すると信じ込んでいる人がいます。それが『たまにはキレてもいい』という正当化につながるようです。でも本当は逆です。そういう衝動は、押さえ込めばただ消えて

しまうだけで、蓄積することはありません。どうしても解消したければ、誰かにその気持ちを話すなり紙に書き出すなりして言葉にしてみることです。実はキレることを繰り返すほうが、はるかにストレスはたまりやすいのです」

もちろん以上の助言に、はっきりした医学的根拠があるわけではない。しかし長年家庭内暴力への対応に関わり続けた経験から、私は自信をもってこれらの助言を繰り返している。少なくとも子どもの親に対する家庭内暴力については、「暴力を振るえない環境（関係）設定」をきちんと構築することが唯一の解決策であるからだ。

もっとも最近、アメリカのＰＴＳＤ臨床では「解離を起こさないように患者に指示する」という方法論が主流らしい。これなど、まさにわが意を得たりの感がある。

キレることにはしばしば解離が関与する。その意味でこの「症状」を「解離性憤怒」と呼ぶこともできるかもしれない。

そう、一部の解離は自己説得で解決できる。いささか余談めくが、このところ解離性の幻聴を訴える事例に続けざまに遭遇する機会があった。このタイプの幻聴は女性によくみられ、抗精神病薬がほとんど効かない。ではどうすればよいか。

最近私が「発見」した方法は、きわめてシンプルである。幻聴の「主」に対して、「どうか私に話しかけるのをやめてください。お願いします」と丁重に「お願い」を繰り返すのだ。たったこれだけのことで、執拗な幻聴をかなり軽減することができる。少なくとも無害ではあるので、難治性の幻聴を訴える事例には一度は試みることをお勧めしたい。

繰り返すが、それが解離性の症状ならば、改善しようと意図することそれ自体が治療的な意味をもつ。

私は「キレる」という現象を、安易に「人格障害」や「易怒性」といった個人病理にのみ還元すべきではないと考えている。先ほども述べたように、おそらく「キレやすさ」の最大の原因は「自分がキレることを正当化する身振り」が一般化したことによると考えられるからだ。

人々のキレやすさは、あきらかに構造的要因によってもたらされていると私は考える。ならば問題は、現代社会においてなにゆえ「キレやすい脳」が増えたかということではない。なぜ現代社会にあっては、自らの正当性を主張するに際して、そうした極端な憤怒の形式を借りなければならないのかという点こそが問われるべきなのである。

社会関係資本と孤立

そう、現代社会のいたるところで、さまざまな世代の人々がキレはじめている。若者たちばかりではない。彼らはクレーマー、モンスターペアレント、暴走老人、などと呼ばれている。果たしてこれらの現象の背景には、何らかの共通点があるのだろうか。

二〇〇八年度版『犯罪白書』の特集は「高齢犯罪者」だった。八〇年代以降は一貫して低い水準にとどまっている青少年犯罪に比べ、高齢犯罪者は確実に増加しつつあるという。〇七年中の一般刑法犯検挙人数のうち、六五歳以上の高齢者は四万八六〇五人と、統計を取りはじめた一九八六年以降では最多となっている。例えば九八年の一万三七三九人に比べると、実に三・五倍である。このペースは、この間の高齢者人口の増加（一・三倍）をはるかに上回っている。

ここで増えているのは軽犯罪だけではない。殺人、強盗、傷害、暴行、窃盗、詐欺など、ほとんどの罪名で増加傾向が認められている。

高齢犯罪者が増加した背景として、白書では「社会的な孤立」と「経済的不安」を挙げている。居住環境が不安定な単身生活者が多く、経済的にも不安定でありながら福祉サービスを利用していない高齢者が増えたのだ。

実は私はしばしば、この問題を世代論で語ってきた。知られるとおり、戦後における青少年犯罪のピークは一九六〇年である。当時の青少年はいわゆる「団塊の世代」に該当する。彼らはその後、学生運動でゲバ棒をふるっては逮捕・拘留されることを繰り返した、最も活動性の高い、いわば〝凶暴な世代〟である。高齢者と呼ばれる年齢になったからといって、枯れることを知らない彼らが引き続き犯罪率を押し上げるのは当然のことだ。

……もちろんこれは冗談である。私はそこまで世代論を信じていない。高齢犯罪者の増加には、おそらく何らかの構造的な要因が絡んでいるはずだ。

藤原智美氏は著書『暴走老人！』（文春文庫、二〇〇九年）で、キレやすい「新」老人たちの暴走について実例を挙げながら語っている。藤原氏によれば、老人たちの暴走は、現代社会に特有のマナーやメディアなどのコミュニケーション環境に原因があるという。そうした環境になじめない多くの高齢者たちの疎外感が問題だというのだ。

藤原氏の論点にはまったく異論がないわけではない。そのような「環境要因」があるとしても、その外側に老人たちを支える対人ネットワークや共同体があれば、こうした疎外感はある程度緩和できるはずだからだ。問題は、多くの老人たちが、この点においても孤立化しつつあるという事実である。

孤立化がキレやすさの要因であるとして、ならばなぜ、若者たちはそれほどキレないのだろうか。社会からの疎外と、その結果としての弱者化という点については、若者の状況もそれほど変わらないのではなかったか。

現代の若者と高齢者の最大の違いは、若者はまだ家族をあてにできる、という点であろう。たとえ「ひきこもり」や「ニート」になろうと、家族は簡単には若者たちを見捨てない。そのおかげで日本の若年ホームレス人口は、欧米とは比較にならないほど低水準にとどまっている。家族がこのように機能し続ける限り、青少年犯罪の水準が急激に上昇する可能性は低い。逆に言えば、将来こうした家族の支える機能が失調すれば、「キレやすい青少年」が急増する可能性は十分にある。

社会学に「社会関係資本 social capital」という言葉がある。ピエール・ブルデューやロバート・パットナムら、多くの論者がこの概念について論じているが、これは簡単に言えば、信頼やつきあいなど人間関係、あるいはさまざまな中間集団（学級やサークル、地域コミュニティなど）といった、やや非公式でプライベートな人間関係全般を指している。ここではアメリカの社会学者ジェームズ・コールマンの用法に従い、社会関係資本を個人に所属するものという前提で考える。

わが国には世界でも有数の機能的な社会関係資本が存在する。それは「世間」と呼ばれている。世間とは、顔見知り（物理的な隣接性に基づく緩い親密圏）で構成された一種の中間集団である。宗教をはじめとする超越的な規範が乏しいわが国においては、世間の相互監視システムが擬似的な規範として機能する。

それが「擬似的」というのは、世間の実態は個人に内面化された集団的視線そのものであり、その内容はきわめて流動的であるからだ。人は世間ゆえに個人としては逸脱行動を免れるが、世間ゆえにいじめや談合といった集団的悪事に手を染めてしまう。つまり世間はおおむね規範的には機能しうるが、いささかも倫理性を担保するものではない。

若者や老人は、孤立を深めるとともに、こうした社会関係資本を失っていく。そのとき個人は、いかなるネットワークにも帰属していないがために、むき出しの状態で世界——後述する「システム」——と対峙することになる。この種の孤立は不安定さと頑なさをもたらし、どんな人間にも内在するさまざまな「未熟さ」をむき出しにするだろう。それは若者でも高齢者でも同じことだ。

繰り返すが、たとえひきこもったとしても、若者にはまだ「家族」という最後の社会関係資本が残されている。彼らは家族に依存しているが、同時に「見捨てられる」ことをひどく恐れてもいる。このとき若者は家族に守られると同時に、逸脱行動も抑止されることになる。このように、社会関係資本は、個人にさまざまな力を与えると同時に、大きな逸脱を押さえ込む力をもっている。社会関係資本の豊かな地域ほど、犯罪率が低下することは、すでに複数の調査研究が示すところではある。

「モンスター」たち

ならば現実としての孤立化だけが問題なのだろうか。もちろんそうではない。「キレやすさ」の問題を考えるとき、私がまず思い浮かべるのは、九〇年代以降に急増した感のある「モンスターペアレント」、ないし「モンスターペイシェント」をはじめとする、広義のクレーマーのありようである。

モンスターペアレントとは、学校に対して理不尽かつ自己中心的な要求を繰り返す保護者を意味する和製英語だ。もちろんその要求が常識的なものであり、理由や根拠がはっきりしている場合は「モンスター」呼ばわりはされない。

彼らの行動は、例えば次のようなものだ。「わが子が注意されたことにキレて職員室に乗り込み、延々とクレームをつける」「わが子が徒競走の選手に選ばれないのはおかしいと苦情を言う」「希望する大学に合格しなかった場合にはそれまでの教育費や養育費を全額返還しろなどと理不尽な要求をする」など。

こうした親が増えた背景には、教師が尊敬されなくなった、（従来は緩衝材だった）

地域社会のつながりが希薄になった、「言ったもん勝ち」の風潮が広がった、などの要因があるとされるが、私が重要と考えるのは、喜入克の次の指摘である。

喜入は、こうした現象を「保護者の消費者意識の暴走」と考える。つまり多くの親は「同じ値段を払えば同じ商品が手に入る」という消費者の意識で、教育も捉えようとするのだ。それゆえ親たちは、自分の子どもが他の生徒より損な待遇を受けることが我慢できない（『高校の現実—生徒指導の現場から』草思社、二〇〇七年）。

あるいはモンスターペイシェント。こちらは病院に出没するモンスターたちである。理不尽な言いがかりをつける点ではモンスターペアレントと同様だが、深刻なのは院内暴力だ。二〇〇八年に発表された全日本病院協会の調査結果によれば、全国一一〇六病院において暴力やクレームの発生件数は六八八二件にのぼり、一病院当たり年平均で約一二件の院内暴力が発生したことになるという（二〇〇八年四月一三日付MSN産経ニュース）。

そこまで深刻ではなくとも、待ち時間が長いと言っては医師や看護師を怒鳴りつけたり、医療費を滞納したあげくに支払いを拒否したり、さして必要もないのにナースコールを頻回にならして業務を妨害したりなどという話はしばしば耳にする。

モンスターペイシェント急増の要因としては、「治療を受ければ必ず治る」といった医療技術への過度の期待、応召義務ゆえ医師に診療拒否権がないことを盾にとる患者が増えたこと、患者の権利意識の増大と「患者さま」などという呼称の一般化によって、(学校現場と同様に) 患者の消費者意識が暴走しやすくなっていること、などが推定されている。

ただし、以上の傾向に拍車をかけたのがマスコミによる学校批判、医療批判であったことも付け加えておかなければならない。常に「あるべき教育」や「理想の医療」の姿にそくして現実を対比する批判のあり方は、患者の権利意識の向上よりは、被害者意識を刺激する。

先ほどふれた喜入が指摘するように、その背景にあるのは単純な攻撃性ではない。そうではなくて、「自分だけ損をするのはおかしい」という被害者意識がまずある。その意味で「モンスター」たちの怒りは、構造的に生じたものだ。

誰もが享受できるはずの「理想の教育」や「理想の医療」を、自分だけは受けられないという理不尽。それがキレる親や患者の怒りに拍車をかけるということ。「損をしたくない」ということで私が思い出すのは、二〇〇九年の六月に報じられた小さなニュースである。

銀座の老舗宝石店が、PRのためにダイヤモンド無料プレゼントを実施したところ、無料ダイヤを求める群衆が殺到し、その長蛇の列は約二キロメートルにも及んだ。もちろんダイヤを受け取れた人はごく一部で、その日もらえなかった客からは苦情が殺到し、とうとう社長が店頭での釈明に駆り出される騒ぎになった。

配布されたダイヤはたかだか五〇〇〇円相当だったという。そのために仕事を休んだり、長時間行列に並んだりするような行動に、どんな経済的合理性があるだろうか。まして、無料で配布されるものに対して、受け取る側はいかなる権利も主張できないはずだ。もらえなかったからと社長に謝罪を要求する行為には、宝くじが当たらないからとみずほ銀行にクレームをつけるような理不尽さを覚える。

奇妙なのは、彼らの怒りが「損をしたくない」という消費者意識に根ざしていることに加えて、その怒りがなぜか組織や権力そのものを標的としないことだ。キレる人々の怒りは、たまたま矢面に立った個人に集中しがちであり、本質的に彼らを抑圧し損をさせているはずの権力に対しては向かわない。もちろん怒りを媒介にして彼らが連帯することもない。彼らはあくまでも、ごく個人的な怒りを、たまたま責任の主体と目された個人に対してぶつけるのである。

システムと卵

無料ダイヤの件であきらかになったのは、この種の怒りが「不安」に基づいているということだ。少なくともそれは、あらかじめ個別の強い欲望が存在し、それが損なわれたために生じた怒りではない。「自分だけが損をするような事態はあり得ない」というシステムの無謬性があらかじめ前提されており、無謬性がほころびをみせると不安が一挙に高まり憤怒に直結するということ。こうした「不安から怒りへ」という構図は、「モンスター」たちにも共通してみてとれる。

彼らはあらかじめ、教育システムや医療システムに対して、ほぼ無根拠な全面的信頼を抱いている。それはときとして、システムにはあらゆることが可能であるという万能感の期待ですらあり得る。システムの一翼を担う側からすれば、いささか無茶な期待には違いない。しかし現代社会にあって、もはやこの種の期待は不可避なものなのだ。

なぜだろうか。おそらく現代における「システム」の表象のありようにその原因が求められるだろう。そこで起きているのは、社会学者・宮台真司の端的な表現を借りるなら、次のような事態である。

〈生活世界〉を生きる「我々」が便利だと思うから〈システム〉を利用するのだ、

と素朴に信じられるのがモダン（近代過渡期）です。〈システム〉が全域化した結果、〈生活世界〉も「我々」も、所詮は〈システム〉の生成物に過ぎないという疑惑が拡がるのがポストモダン（近代成熟期）です。（『日本の難点』幻冬舎新書、二〇〇九年）

そう、いまや「システム」とは、単に「利用するもの」ではなく、「我々に存在根拠を与えるもの」なのだ。われわれはシステムを日々利用して生きるのではない。むしろわれわれは日々、システムによって〈生かされて〉いるのだ。

もちろんわれわれは、システムがわれわれの存在あってのものだということも理解してはいる。システムとわれわれの関係は、相互に根拠づけ合っているという意味で、共依存的な二者関係であり、それは原初的な母子関係に限りなく似たものとなるだろう。そう、万能な母親＝システムに依存することで、自らの万能感をも調達していたあの関係に。いまやシステムは、われわれの自己愛の一部にすら食い込んだ存在になりつつあるのだ。

こうした状況下では、システムがわれわれの要求を満たしてくれないとき、事態に不釣り合いなほどの激しい怒りが噴出するのは当然のことでもある。ただしそれは、システムが万能ではないことに対する不安、すなわち去勢不安とは異なっている。むしろそこでは「分裂 splitting」が生じているのだ。「完璧なシステム」と「不完全なエージェント」との分裂が。

どういうことだろうか。システムは常に匿名だ。われわれはもはや、システムの背後に存在するかもしれない個人や主体に対して、積極的な関心を維持できない（だからこそ権力＝「システムそのもの」は批判されにくい）。一方、われわれが現実に接するのは、常にシステムの代理人（エージェント）たる個人を介してである。こちらがモンスターたちの餌食になっている、個々の教師や医師たちにあたる。

繰り返すが、われわれはけっしてシステムの無謬性と完全性を断念することができない。それゆえエージェントたちに対しても、万能性と無謬性の期待を投影せずにはいられない。しかし言うまでもなく、彼らはシステムの完全な代理人たりえず、生身の個人としての限界を抱えている。われわれはそのこともちろん知っている。完全なシステムと不完全なエージェント。この矛盾は「認知的不協和」ではなく「分裂」として処理される。「良いシステム」と「悪いエージェント」という分裂である。

ここから先はM・クラインの領域となる。われわれはエージェントとの関係において妄想分裂態勢に陥り、システムは万能なはずなのに「悪いエージェント」のせいで一方的に自分が損をさせられるという迫害不安や被害妄想が生じる。このときわれわれはシステムではなく「悪いエージェント」を憎み、徹底して破壊してやりたいという激しい攻撃性を向けるほかはなくなるのである。このとき「キレる」感情は、ほとんど義務のような必然性を伴って生じてくる。

この感情は、われわれの日常的な人格とはかけ離れた形で生じやすい。易怒的な人間だけがモンスター化するわけではないのだ。キレるときのわれわれは、自らの人格とはあえて解離した形で「憤怒」を表出する。これは妄想分裂態勢のような退行的な事態が、人格全体を呑み込んで全面化してしまうことに対する防衛機制である。「解離性憤怒」が生ずるメカニズムは、おおむね以上のようなものと推定される。

村上春樹はエルサレム賞受賞講演で「壁と卵」の比喩を語った。システムが壁、個人が卵である。この比喩が卓抜なのは、システムと対峙するとき、どんな個人でも孤立化＝卵化させられてしまうという現実が含意されているからだ。万能なシステムを前にして、われわれは連帯への意欲を喪失する。われわれは脆弱な卵と化して、さしあたり目の前に転がっている「悪い卵」だけを叩き潰そうと躍起になる。

システムはそのようにして、われわれに「解離性憤怒」をプレゼントし続けるだろう。この問題の解消が困難なのは、いかなる構造的な対策が立てられたところで、それはシステムを補完することにしかならないためだ。それゆえ問われるべきは、さらに完璧なシステム（アーキテクチャ？）の設計法などではない。いかにしてシステムの無謬性の前で「悪い卵」のほうを擁護するか、そのためのロジックなのである。

14 「アイデンティティ」から「キャラ」へ

学校空間とキャラクター

「キャラクター」(以下、「キャラ」とする) は、日常的にはフィクションの登場人物を指す言葉であり、転じて芸能人やお笑い芸人などに応用され、いまや現実の人間関係でも用いられている。もともとは「特徴」「性質」を意味する言葉であり、語源はギリシャ語の"kharakter"である。小田切博によれば、英語圏でこの意味における"character"が一般化したのは、一七四九年のヘンリー・フィールディング『トム・ジョウンズ』以降であるという[1]。

現在、「キャラ」は日常的にしばしば用いられている。

二〇一〇年一一月二〇日付朝日新聞朝刊に「キャラ 演じ疲れた」というタイトルの記事が掲載された。近年、子どもたちの間でキャラという言葉が日常化したが、最近では当の子どもたちも与えられたキャラを演ずることに疲れはじめているのだ、という。

学校空間における「キャラ」の重要性については、すでに多くの指摘がある。「いじられキャラ」「おたくキャラ」「天然キャラ」などのキャラが、自然発生的に割り振られ、「キャラがかぶらないように」調整がなされる。その結果、教室空間は「キャラの生態系」と化し、「弱肉強食の食物連鎖」や「棲み分け」に近い様相を呈している。

このとき、キャラ生成の母胎となるのは「スクールカースト」と「コミュニケーション格差」であるとされる。

教室には、気の合う者同士の複数のグループがある。土井隆義によれば、グループ間には上下関係があり、極端な場合、個々の生徒がグループを超えて交流することはまずないとされる。こうした生徒間のヒエラルヒーを指す言葉がスクールカーストである。とりわけ中学生以降、この階層化が急速に進むという[2]。

キャラとは、一つのグループ内でメンバー個人に振り分けられる役割である。その振り分けは自然発生的になされることが多く、しばしば本人の意図を超えて決定づけられるため、本人の自己イメージとは微妙にずれていることもある。そのギャップを埋めるべく、演技が要請されるのである。

いちど決められたキャラはクラス替えでもない限り、ほとんど変更できない。期待されるキャラから逸脱した言動は、無視や仲間はずれなどのいじめを誘発することもあるため、事実上キャラは強制されることになる。

森口朗によれば、カーストを決定づける要素は、運動能力、容姿等であるが、最大のものはコミュニケーション能力である[3]。高いポジションの生徒は少なくとも一年間はいじめ被害を免れるが、低いポジションの生徒はハイリスクな一年を過ごすことになるという。

いまや子どもたちの対人評価は、ほぼコミュニケーション・スキルの巧拙によってのみ決定づけられると言っても過言ではない。かつては高く評価された「勉強ができる」「絵が上手い」「文才がある」といった才能は、いまや対人評価においてはほとんど意味をなさなくなりつつある。この状況を筆者は「コミュニケーション偏重主義」と呼んでいる。実際には「コミュニケーション偏重主義」は、子どもたちのみならず若者や職場などに広がりつつあり、学校はその縮図に過ぎない[4]。

以上を整理すると、まずコミュニケーション格差がスクールカーストを構成し、各階層の内部で「キャラ」の振り分けが事実上強制される。その強要に主体は存在せず、生徒はいわば「空気」のようなルールに自発的に従うことになる。

そこにはいくつかの不文律があり、例えば「キャラがかぶる」（一つの階層集団内に似たようなキャラが二人以上存在すること）、「キャラをはみだす」（キャラに期待されるイメージからずれた言動をすること）などの事態は厳格に忌避される。もしこれに違反すると、それがきっかけでいじめを誘発しかねず、その意味でキャラとはまさに生存競争のルールにほかならない。

内藤朝雄はいじめが生ずるメカニズムを「中間集団全体主義」と名づけている[5]。「教室」や「仲良しグループ」といった中間集団はさまざまな同調圧力の温床であり、キャラの分担を決定づける。このメカニズムがキャラの多様性よりはキャラの定型化をもたらす。その結果、メンバーの誰かが定型キャラである「いじめられキャラ」や「いじられキャラ」を分担せざるを得なくなる。

内藤によれば、キャラ分担をもたらす集団力動そのものの中に、いじめの萌芽がすでに含まれている。その意味でキャラ分化といじめとの間には、きわめて密接な関係があると考えられる。

メディア環境とキャラ

こうしたキャラの生成は、ケータイやネットによって助長される。荻上チキによれば、小学生の約三割、中学生の約六割、高校生の約九割が携帯電話を所有している。その多くは携帯電話のメールやサイト閲覧機能を利用している。加えて小学生の約六割、中高生の約七割が、パソコンによってインターネットを利用した経験をもっている[6]。

ネット空間といえば匿名かつ不特定多数の相手との流動的な関係性が連想されがちだが、これらのメディアは、学校においては子どもたちの人間関係を「上書き」する。ふだんから親密な相手とはメールのやり取りも頻繁になり、教室内のいじめ関係は、ネット上にもそのまま持ち越される。

現代のコミュニケーション・スキルにおいて、好ましいとされる属性は以下のようになる。メッセージ内容の軽さと短さ、リプライの即時性、頻繁かつ円滑なやりとり、笑いの要素、顔文字などのメタメッセージの多用、キャラの明確さ、などである。こうしたスタイルになじめない子どもは、しばしばコミュニケーション弱者のポジションに追いやられることになる。

ただし、「キャラ」には以上述べてきたような有害な側面のほかに、いくつかのメリットもある。その最大のものは、コミュニケーションの円滑化である。

たとえ初対面でも自分と相手のキャラがわかれば、コミュニケーションのモードは自動的に定まるであろう。あるいは、互いのキャラの再帰的な相互確認という行為だけでも、親密なコミュニケーションを営んでいるかのような感覚をもたらしてくれる、ということもある。

筆者はかつて、ケータイメールによるコミュニケーションを、情報量が少ないという意味で「毛づくろい」に喩えたことがある。これは、互いのキャラの輪郭を確かめ合うような冗長性の高いやりとりを意味している。

その意味で「キャラ」とは、ある種のコミュニケーション・モードが凝集された疑似人格、と考えることもできる。これは解離性同一性障害の交代人格にきわめて近いと考えられる。以下、解離との関連で検討を試みてみよう。

精神医学的検討

精神医学的に最も「キャラ」に近い概念は、解離性同一性障害（ＤＩＤ）における交代人格であると考えられる。交代人格には「名前」があり、年齢、性別、おおよその性格傾向や趣味嗜好といった明確な「スペック」も与えられている。その意味では「記述」することが容易な存在でもある。

彼らがしばしばファーストネームだけの存在で「姓」を欠いていることは、ただちに「父の名」の抑圧ないし排除を思わせる。精神分析的には「父の名」は人間を去勢し、言葉を語る存在にする機能を意味している。そこには個人の固有性を保証する機能も含まれる。それが完全に排除された状態は精神病（統合失調症）とされるが、DIDの場合はその排除が「想像的」なレベルにとどまっている。

DIDの発症要因として最も多いのは幼児期の性的虐待である。最初は虐待の苦痛をのがれるべく作り上げられた交代人格が、解離を繰り返しながら増殖して多数の交代人格が生じる。こうしたDIDのなりたちは、「キャラ化による固有名の障害」とも考えられる。これは、ただ一つの記述不可能な固有名が失われて、交換や記述が可能な複数のキャラが前景化する事態を意味する。

しかしそれは、固有名の障害であると同時に、固有名の保護でもありうる。解離は本来、防衛機制の一つであり、筆者の表現でいえば、「こころ」の時間的・空間的な連続性がそこなわれてしまうことである。

F・W・パトナムによれば、解離とは次のような事態である[7]。すなわち「正常ならばあるべき形での知識と体験との統合と連絡が成立していないこと」とされる。パトナムが提案する解離のモデルは「離散的行動状態」モデルである。これは「人格」を「行動状態」モジュールの集合体と考え、このモジュールの組み合わせが、成長とともに単純なものからより複雑な構造をもつ組み合わせへと「発達」するとされている。

発達とともにこの複雑なシステムには、全体を統合しコントロールするための中枢的な機能が生じてくる。この統合機能をパトナムは「メタ認知的統合機能」と呼ぶ。この機能ゆえに「正常人の特異的、状態依存的自己感覚は相互によく統合されているので、状態と文脈を超えて自己の連続性の感覚を維持できる」。

それゆえトラウマがＤＩＤをもたらすメカニズムは以下のようになる。ひどくストレスフルな体験をすると、それはしばしば、メタ認知的統合機能を破壊してしまう。その結果、「行動状態」モジュール間の連絡が失調をきたす。これがすなわち解離である。

行動状態の統合に失敗すると、自分史という記憶へのアクセスや、その内容についての混乱が生じる。そうした混乱を代償すべく、そのつど状態依存的に、複数の「自己感覚」が生ずる。この自己感覚こそが交代人格なのである。

明快な説明だが、問題もある。このメカニズムでは、例えば統合失調症とＤＩＤの違いを説明できない。そればかりか、うつ病や摂食障害、あるいは強迫性障害といった、明らかに解離とは無関係な疾患についてまで、解離のメカニズムを使わずに説明することが困難になってしまうだろう。

ただし、解離性障害を「新しい人間のモデル」とする理解が、現在一定以上の勢力を獲得してしまっているのも事実である。

「人格の同一性は重要ではない」と断言するデレク・パーフィット[8]、多元的草稿モデル（脳を並列分散型の巨大コンピュータに喩え、意識をこのコンピュータに実装されたミーム・ソフトであるとする）を提唱するダニエル・デネット[9]、あるいは非人格的な無数の「エージェント」の作動が意識を構成するとするマーヴィン・ミンスキー[10]らの仮説などもある。東浩紀[11]のデータベース理論における解離の重視もこうした議論に親和性が高い。これにパトナムのものを加えて、ひとまとめに「こころのモジュール仮説」群と呼ぶことにしよう。

心理学と脳科学を架橋しようとする場合、「こころのモジュール仮説」はうってつけの理論である。階層性をもつハードウェアである脳神経系上で走らせるアプリケーションとして、〝モジュール化されたこころ〟は親和性が高い。少なくともこころが失調をきたしていない限りにおいて、モジュール仮説は妥当にみえる。

しかし、ひとたび精神障害の側から検証しようとするなら、これらのモデルはほとんど使いものにならない。「こころのモジュール仮説」は、精神のグランドセオリーとしては素朴すぎるのである。

筆者は精神分析の立場から、「解離」を想像的な病理であると考えている。すなわちヒステリーの問題系に所属する疾患として理解している。

ごくかいつまんで説明するなら、まず主として心理主義的な風潮のもとで「こころ」の視覚化が進行した。すなわち「こころ」は「身体」と同様に、全体から分離された部分として操作可能なモジュールであると錯覚された。かくして「こころ」は単純な視覚イメージを獲得し、その表象は無意識の水準で共有された。これがすなわち「こころの身体化」である。身体化された「こころ」の表象は、身体とほとんど同じ水準で、ヒステリー的な変形を被りやすくなった。ここでラカンが、ヒステリー患者の身体は想像的な解剖図にしたがって分割されている、と述べたことを想起しておこう。

以上が筆者の考える「解離」のヒステリー的解釈である。この解釈のもとにおいて、新奇な「こころの理論」を導入することなしに、解離現象に対する精神医学的身分を与えることが可能となる。

繰り返すが〝脳科学〟に親和性の高い「こころのモジュール仮説」群による解釈は、解離性障害と統合失調症の鑑別を困難にするうえ、他の精神疾患に対しても妥当な地位を与えることができない。現時点では、階層性のある脳神経系のもとで作動する器質因論のロジックと、非階層的で言語的に構成された心因論のロジックとの区分を厳密に維持することの価値を、まだ捨てるわけにはいかないのである。

操作主義化のもとでのキャラ化

ＤＩＤの交代人格とキャラが、多くの点で共通していることはすでに述べた。最大の共通点として「自我と身体の一致」を挙げておこう。キャラ＝交代人格とは、その存在の複数性のもとで、自我＝身体（＃スペック）という単一性を獲得した存在である、と。これはいうまでもなく、キャラがその徹底した記述可能性ゆえに固有名をもたない存在であることをも意味する。

いわゆる「固有名」とは「欠如としての主体」に与えられた名であり、確定記述の束に還元できない一つの無意味な刻印である。この刻印において、主体の単独性（かけがえのなさ）と可算性（人類の一員、といった匿名性）という相矛盾する属性が両立している。これが精神分析的な「人間」のモデルである。

しかし昨今の操作主義的な風潮のもと、固有名への信仰は急速に衰弱しつつある。「人間」は可能な限り操作可能、すなわち記述可能な存在へと書き換えられていく。

そして記述可能性に開かれることは、固有性を喪失して匿名性へと向かう方向でもある。そこには同時に複数化の契機も含まれている。

固有名を否認する病としてのＤＩＤがその典型である。交代人格たちは、自らの固有名を喪失することで記述可能な心身＝キャラを獲得し、複数化していく。固有名の喪失というあり方として、ＤＩＤは〝分裂病〟の対極にある。固有名の外延を際限なく拡張することで否認を試みるのがＤＩＤであるとすれば、内的な強度の高まりのもとで、あたかも爆縮するかのように固有名を内破するのが〝分裂病〟なのである。

安永浩のファントム空間論に依拠するなら、自極ｅが想像的な自我Ｅ、身体Ｆと一致しながら機能している状態こそが、こころにとっては最も自由かつ安定した状態と考えることができる[12]。このときＥ＝Ｆを維持しながら複数化した状態がＤＩＤである。〝分裂病〟においては、このパターンそのものの逆転が生ずることになる。

精神分析的に考えるなら、自らの固有性を極限まで追い求めたいという欲望は、（苦痛をも含む）享楽の追求としての「欲望」に近い。一方、不便さや苦痛をどこまでも排除しつつ快感原則を追求することは「欲求」に近い。いうまでもなく操作主義が目指すのは後者であり、これは東浩紀らのいう動物化への志向とみなすことも可能である。

本章のテーマに関連して、もしも固有であることの意識的・無意識的な追求の過程でもたらされたものが「アイデンティティ」だったとすれば、操作主義的な快感原則の追求は、人格のキャラ化、複数化をもたらさずにはおかないだろう。本章の冒頭で紹介したように、すでに教室空間においてはそれが自明の前提と化してしまっている。

ここでは深入りしないが、とりわけ九〇年代以降、「分裂 splitting」から「解離 dissociation」へのモードチェンジがあったと筆者は考えている。それは小説や映画などのリアリティ、実存、ならびに権力とコントロールという複数のレベルにおいて同時多発的に生じた。本章の表題である「アイデンティティ」から「キャラ」へのシフトは、そうした潮流の一部として起こった。その背景には「心理主義」や「コミュニケーション偏重主義」を含む「操作主義」化があったと考えられる。

ここに問題があるとすれば、キャラ化が成熟・成長とは相反するベクトルをもつという点であろう。そもそも操作主義化の前提には社会の成熟化があり、社会の成熟は個人の未成熟化をうながす。つまり、キャラとは、個人がもはや成熟を要請されない社会における存在様式の一つと考えられる。ここでＤＩＤの交代人格がほとんど成長しないことを想起しておこう。キャラのスペックが成長することなく固定されているからこそ、ただ一つの身体を複数の人格が共有できるのである。

人格のオールド・モデル、すなわち単一かつ固有の主体が、ただ一つの自我・ただ一つの身体とともにあるというモデルは、いまなお精神医療においては健在である。しかしそのような、統合された人格モデルだけではもはや十分とはいえない。交代人格にキャラの本質を読み込むことで、自我＝身体の想像的な一致を認めること。同時にまた、一つのキャラが存在する空間には、常にすでに複数のキャラの身体が潜在している可能性があること。キャラの精神医学的検討の成果として、以上の仮説が導かれた。

キャラの定義

ここまで筆者は、キャラという概念を特に定義づけることなく議論を進めてきた。以下、主としてキャラの「機能」に照準しつつ、その定義について検討してみたい。

キャラは一定の図像とともに「人格」を表す記号である。しかしこれだけでは、例えば個人の写真などもまたキャラであることを免れない。しかし、さらに機能を絞り込んでいくと、実はキャラの機能がきわめてシンプルなものであることに気づかされる。

まず結論から述べるなら、キャラの機能とは「同一性の伝達」である。逆の言い方も成り立つ。同一性を伝達する存在は、すべてキャラである。性格や外見的特徴は、最終的にはこの「同一性の伝達」に奉仕するための要素でしかない。

ここで前提となるのが、「同一性」の問題である。再び結論から述べれば、「同一性」とは「人間」のみに適用可能な概念である。例えばある存在が、時空を超えて同一であると認識されるためには、それが「人間」であるか、もしくは人間に関連づけられた対象でなければならない。

視点を変えてみよう。例えば「家」や「車」といったノンヒューマンな対象の同一性は、それが誰かの所有物であるとか誰かの思い出の場所であるといった属性をもたない限り、何ら意味をなしえない。同一性が成立しないのではなく、意味をもたないのである。

そもそも「同一性」の認識は、厳密には成立しない。この世界において無媒介的に成立する「完全なる同一性」は存在しない。一定の「ルール」のもとでの同一性ならばありうる。しかし「ルール」なき場所ではA＝Aの自同律すら崩壊する。そこではラカンも指摘するように「我思うゆえに我あり」という命題すらも成立しない。「思う我」と「存在する我」が一致する保証がないからである。

哲学も科学も同一性を、もっといえば自同律そのものを取り扱うことができない。

むしろ「A＝A」は哲学の基礎であって対象ではない。この前提に対する懐疑のもとでは哲学は成立しない。そもそも「考える自分」と「存在する自分」が一致しているという前提なしに、人は自分について考えることすらできない。自分について考えられなければ、他者についてはさらに考えようがない。

余談ながら筆者は〝同一性の過剰〟が解離性障害であり〝同一性の不成立〟が統合失調症であると考えている。これは自我の存在すらも刻々と差異化の危機に晒され続ける統合失調症に対して、想像的な身体性を捏造してまで同一性を反復してみせる解離性障害の交代人格という対照的なありようを念頭に置いてのことである。

この世界には、われわれがその同一性をやすやすと認識できる複雑な対象と、それを認識しにくい単純な対象とがある。「同一性をたやすく認識できる複雑な対象」が「人間」である。例えば「対象恒常性」といった言葉は、この種の同一性が後天的な発達と学習の成果である可能性を示唆している。対象の恒常性、すなわち同一性は、時空を超え、多少の外見的な違い（髪型、服装、年齢など）すらも超えて保たれる。

ここで用いている「同一性」の言葉は、「固有性」と置きかえられる。われわれは人間だけを強い固有性のもとで認識し、その他の動物や無生物の固有性については、人間との関係性のもとでしか認識できない（観察はすでに関係である）。

「固有名」ないし「固有性」は、いずれも確定記述が不可能とされている。しかし、あらゆる「固有名」が要請する要素が少なくとも二つある。一つは「単独性」そしてもう一つが「同一性」である。

いかに特権的な固有名といえども、その「同一性」を再認されない限り、存在しないも同然である。しかしまた、その「単独性」が失われてしまったら、オリジナルとコピーの区別、固有名詞と一般名詞の区別も存在しないことになり、固有名の固有性は損なわれてしまうだろう。

以上のことから「固有名」から「単独性」を差し引いたものが「同一性」であることがわかる。この際「剰余」は、「単独性」と「同一性」の双方に、それぞれ異なった形式で宿ることになるであろう。重要なことは「人間」＝「単独性」＝「同一性」（＝「キャラ」）という等式の成立可能性についてである。

少なくともＤＩＤに関しては、この等式が成り立つだろう。（見かけ上）人格の単独性を失った人間は、複数の「同一性」（＝「キャラ」）に分解してしまうのだから。ちなみに、フィクションにおけるルールを現実に適用できるとすれば、キャラの最大の特徴は複数性（＝複製可能性）である。これはキャラのもう一つの特徴としての記述可能性とも整合性がある。

キャラと身体性

以上のように「キャラ」の哲学的検討から、それが「同一性を伝達するもの」であることは十分に確認できた。冒頭で述べておいたように、現代社会においては多くの個人が成熟によるアイデンティティの獲得ではなく、まずそれぞれのキャラを獲得させられる傾向が前景化しつつある。すでに多くのフィクションが成熟や成長を描くことを放棄しつつあることが徴候的だが、現実においてもキャラ化が成熟困難と結びつきやすい傾向があるのは事実であろう。

キャラが同一性のみに奉仕する記号であり、キャラの相互的・再帰的確認がコミュニケーションの主たるモードであるとすれば、それが成熟という「変化」に対して阻害的に働くであろうことは容易に想像できる。

しかし、そればかりではない。ここでは「身体性」との関連においてキャラ化の影響を検討してみよう。

本来、人間の成長、成熟という考え方そのものが、身体的な成熟のアナロジーでしかない。例えば〝加齢〟は身体の上にのみ――それが生物学的身体であれ、社会的身体であれ――生ずる現象である。われわれは精神的成熟を自明のように考えがちであるが、それはあくまでも身体的な成熟の比喩表現にほかならない。

筆者がキャラ化とほぼ表裏一体の変質として近年検討しているのが、「身体性の衰弱」である[13]。本来は虚構のための言葉であったキャラが現実世界においても使用されはじめたことと並行するかのように、「身体性の衰弱」もまた、虚構と現実で同時多発的に進行しつつある。その背景には、おそらくメディア環境の変容が深く関与していると考えられる。

詳しい解説は省略するが、筆者の考えでは、身体における「諸感覚の階層的な同期」と「認識フレームの切り替わり」こそが、リアリティの主要な源泉である。このとき諸感覚を同期・統合させリアリティを発生させていたのは、われわれの身体の〝重層性〟だった。

筆者の仮説は、かつてリアリティの発生源であった身体固有の重層性が、急速にメディアの重層性によって置換されつつあるというものである。それとともにリアリティの基盤は、身体からメディア環境のほうへと移行しつつあるのではないか。

この仮説を裏づけるのは、近年の小説における世界設定の変化とキャラ化の進行という現象である。例えば「多重世界」「並行世界」という設定は、いまやライトノベルから純文学まで、ほとんど自明の前提と化しつつある。（東浩紀『クォンタム・ファミリーズ』新潮社、二〇〇九年、村上春樹『1Q84』新潮社、二〇〇九-二〇一〇年、高橋源一郎『「悪」と戦う』河出書房新社、二〇一〇年など）

作品世界の重層性が増すことと並行するように〝描写〟が平板化し、登場人物がキャラ化するという事態は偶然とは思われない。世界環境が多層化することで身体性が希薄になり、登場人物は身体性に依存しない同一性を獲得するために必然的にキャラ化する。おそらくこうした変化は、作家の意図を超えた構造的必然のもとで起こっている。

筆者の考えでは、ラカンのいわゆる「想像界」は重層的なレイヤー構造をもつ。これは「まなざし」の機能に「自分自身を見る視線を見る」というメタ構造があらかじめ織り込まれていることからも明らかである[14]。このときリアリティとはレイヤー間の同期がもたらす効果にほかならない。想像界は身体性と相互に根拠付け合う関係にあり、身体性もまた想像的＝重層的な構造をもつ。

こうした想像界の多層性をふまえた議論として広く知られているものの一つが、文化人類学者アルジュン・アパデュライによる「スケイプ」概念である[15]。アパデュライはベネディクト・アンダーソンの「想像の共同体」を念頭に置きつつ、「新しいグローバルな文化経済は、複合的で重層的、かつ乖離的な（disjunctive）秩序であるとみなされるべきなのである」とする。

現代世界は普遍的で均質な単一空間ではない。アパデュライは想像界の五つのスケイプ（地景）として、「エスノスケイプ（民族の地景）」「メディアスケイプ（メディアの地景）」「テクノスケイプ（技術の地景）」「ファイナンスケイプ（資本の地景）」「イデオスケイプ（観念の地景）」を挙げる。

ネット環境の発達した現代の視点からすれば、アパデュライの主張は——その先駆性はともかく——いささか素朴に映るだろう。われわれはすでに、ネット空間の乖離的な多重構造に親しんでおり、スケイプ概念は十分に有効であるとはいえ、わずか五つでこと足りるとは到底考えられない。いまやコミュニケーションの無数のレイヤーが、われわれの現実世界にも常にすでに浸透し潜在している。われわれの世界もまた、虚構空間と同様に、多重世界として設定されているのである。

重層性を前提とする虚構世界にあって「身体性」が衰弱し、統合的なアイデンティティをもつ成熟した人間のイメージが衰亡するとともに、より単純で虚構性の高い「キャラ」が前景化していくのは必然的ななりゆきである。

同一性を伝達する記号としての「キャラ」には、身体性すらも必須ではない。これは、キャラが身体性を欠くがゆえに、虚構世界のレイヤー間を自在に移動できることと関係がある。われわれが同一性を要求されるのは、もはや単一の物理空間内だけではない。多重的なレイヤー内で同一性を維持するには、身体では重く複雑すぎるのである。

重層化した虚構空間＝現実空間を、かつて筆者は仮に「ラメラスケイプ」と命名した[13]。ラメラスケイプはその重層性によって、かつて「身体」が担っていた機能を環境的に代行する。つまり「ラメラスケイプ」における身体性の衰弱とキャラの前景化とは、虚構であれ現実であれ、ほとんど構造的な必然性のもとで生じつつあると考えられるのである。

成熟もまた想像的な位相において生ずるものであるとするなら、その機能がキャラ化とともに後退せざるを得ないのはある種の必然である。すでに精神医学が神経症概念を放棄した時点にその端緒があったと筆者は考えている。解離性障害ないし発達障害などの概念に重心が移行するとともに、キャラという概念にも新たな精神医学的地位が要請されるようになるであろう。もしそうであるなら、身体的成熟のアナロジーとしての人格的成熟概念に代わる、あらたな精神の自由と安定のスタイルが考えられる必要があるだろう。

文献

[1] 小田切博『キャラクターとは何か』ちくま新書、二〇一〇年
[2] 土井隆義『キャラ化する／される子どもたち―排除型社会における新たな人間像』岩波ブックレット、二〇〇九年
[3] 森口朗『いじめの構造』新潮新書、二〇〇七年
[4] 斎藤環『キャラクター精神分析―マンガ・文学・日本人』ちくま文庫、二〇一四年
[5] 内藤朝雄『いじめの社会理論―その生態学的秩序の生成と解体』柏書房、二〇〇一年
[6] 荻上チキ『ネットいじめ―ウェブ社会と終わりなき「キャラ戦争」』PHP新書、二〇〇八年
[7] フランク・W・パトナム（中井久夫訳）『解離―若年期における病理と治療』みすず書房、二〇〇一年
[8] デレク・パーフィット（森村進訳）『理由と人格―非人格性の倫理へ』勁草書房、一九九八年
[9] ダニエル・C・デネット（山口泰司訳）『解明される意識』青土社、一九九八年
[10] マーヴィン・ミンスキー（安西祐一郎訳）『心の社会』産業図書、一九九〇年
[11] 東浩紀『動物化するポストモダン―オタクから見た日本社会』講談社現代新書、二〇〇一年
[12] 安永浩『「宗教・多重人格・分裂病」その他4章』星和書店、二〇〇三年
[13] 斎藤環「ラメラスケイプ、あるいは『身体』の消失」『思想地図』四号、一四一 - 一七三頁、NHK出版、二〇〇九年
[14] ジャック・ラカン（小出浩之、鈴木國文、新宮一成、小川豊昭訳）『精神分析の四基本概念』岩波書店、二〇〇〇年

［15］アルジュン・アパデュライ（門田健一訳）『さまよえる近代―グローバル化の文化研究』平凡社、二〇〇四年

15　ミメーシスと身体性

プラトンからアリストテレスへ

「ミメーシス」はあらゆる表現の根幹をなす本質的作用のひとつである。にもかかわらず、その作用はながらくおとしめられてきた。

ミメーシスの軽視、ないし軽蔑の起源は、プラトニズムであろう。知られるとおりプラトンは、ミメーシスをなりわいとする詩人の国家からの追放を説いている［1］。

「どうもすべてそうした類いのもの［詩］は、聴く人々の心に害毒を与えるもののようなのだ。聴衆のほうで、それらの仕事がそもそもどのような性格のものであるかという知識を、解毒剤としてもっていないかぎりはね」

「悲劇作家もまた……いわば真実（実在）という王から遠ざかること第三番目に生まれついた素性の者だ、ということになるだろう」

「絵画および一般に真似の術は、真理から遠く離れたところに自分の作品を作り上げるというだけでなく、他方ではわれわれの内の、思慮(知)から遠く離れた部分と交わるものであり、それも何ひとつ健全でも真実でもない目的のために交わる仲間であり友である」

「真似の術とは、それ自身も低劣、交わる相手も低劣、そして産み落す子供も低劣、というわけだ」

「われわれは、いまや、一国が善く治められるべきならば、その国へ彼を受け入れないことの正当な理由をもつことになるだろう。ほかでもない、彼は魂の劣悪な部分を呼び覚まして育て、これを強力にすることによって理知的部分を滅ぼしてしまうからだ」

模倣をなりわいとする詩人ごときは、人々を真実から遠ざけ、その魂を低劣なものにしてしまう危険な存在である、というのである。

知られるとおりプラトンは、「イデア」の価値を最高位に置き、その一次コピーとして「現実」を、二次コピーとして「虚構」を想定していた。つまり価値の順番に並べるなら、「イデア」>「現実」>「虚構」ということになる。

こうした発想は、現代ではとうに廃れたように思われているが、必ずしもそうではない。テレビゲームやインターネットへの批判といった文脈で復活することがあり、その根強い影響力はいまなお無視できない。

これに対してアリストテレスは、著書『詩学』においてミメーシスの擁護を試みる[2]。彼は「再現（模倣）すること」が子どものころから人間に備わった自然な傾向であり、人間は再現を好み再現によって最初にものを学ぶ点で、他の動物と異なっていると指摘する。

「その理由は、学ぶことが哲学者にとってのみならず、他の人々にとっても同じように最大のたのしみであるということにある。……じじつ、人が絵を見て感じるよろこびは、絵を見ると同時に、『これはかのものである』というふうに、描かれている個々のものが何であるかを学んだり、推論したりすることから生じる」

それゆえアリストテレスによれば、ミメーシスとは人間に対する哲学的省察から物語を生み出すメカニズムにほかならない。このとき物語には、現実とは別次元のリアリティが宿るのである。

『詩学』によれば、ミメーシスはミュートス（物語）を生成するメカニズムでもある。悲劇や叙事詩において、物語は歴史のように現に起こったことではなく、起こる可能性のある出来事ということになる。何がどのように起こる可能性があるかについての認識には、人間と世界に関する哲学的洞察が必要であり、詩は歴史以上に哲学的である。すなわちミメーシスとは、現実に対する哲学的省察によって人の行為の本質を捉え、イメージによって表現する機構であり、現実から物語の言葉が発生する根元の力ということになる。

フーコー、アドルノ、リクール

近代以降に虚構それ自体が自律的なリアリティ・システムを構成するというテーマでは、M・フーコーによるベラスケスの絵画「ラス・メニーナス」の分析が知られている〔3〕。

フーコーは、鏡と王女を主題とする本作品が、絵においてはほとんど不在の中心とも言うべき国王夫妻の視点から描かれていることに注目する。本作は古典主義時代の表象空間が、「王の不在」という本質的空白において基礎づけられていたことを象徴するとされている。言い換えるなら「ラス・メニーナス」において、すでに表象空間は「現実」とのつながりに担保されない「リアリズム」が兆しつつあったのである。

もし現在もプラトニズムが有効ならば「リアルさ」の度合いを考えることは容易である。それは「現実に似ている度合い」にほかならない。しかし、この意味でのプラトニズムは、現代ではかなり分が悪い。

芸術は自然と乖離しているがゆえにミメーシスたりうるというアリストテレスの姿勢は、アドルノによって入念に補足された[4]。アドルノによれば自然の「非同一性」をそのまま補足しうるのは、哲学ではなく、「ミメーシス」的な認識である「芸術」にほかならないのである。

「自らの楽譜を理解している音楽家の場合、楽譜の与えるごくささやかな刺激にも従うが、ある意味においては自分が何を演奏しているのか知らない。俳優の場合もそれと似たことがおこる。模倣《ミメーシス》的能力は芸術的描写という実践において模写されるものの運動曲線を模倣する場合に、もっとも大胆に発揮されるが、それはまさにそのためにほかならない。こうした模倣こそ謎特性に囚われながらそれを捉える理解の核心にほかならない」

「アリストテレス学派の命題は合理性の発展によって清算され、辛うじて限界値を保っているにすぎないが、この命題によって芸術という認識は概念的認識から切り離されることになる。つまり本質的に模倣《ミメーシス》的なものは模倣《ミメーシス》的な態度を予想するものにほかならない。芸術作品が自己以外の何物も模倣することがないなら、芸術作品を模倣するもの以外には芸術作品を理解するものはいないことになる」

つまり、模倣こそが芸術理解の鍵であるというのである。そればかりか、表層の模倣は、その内側にある「真実」を理解させることにもつながりうるとされる。「芸術作品の異るさまざまな媒体はその模倣の法則としてそれらの統一を、つまり芸術の統一を見出す。カントにおいては、論証的認識は事物の内部について認識することは断念すべきものとされているが、芸術作品は客体、つまりその真実は内部の真実として表象する以外には表象しえない客体と見なされている。模倣はこうした内部へと導く通路にほかならない」

アドルノはミメーシスにおける言語の重要性を説いたが、ポール・リクールはこの問題を、さらにテクスト解釈における象徴と隠喩の問題として展開した〔5〕。彼によれば、テクストの解釈には三つの過程が関わるという。すなわちミメーシスⅠ～Ⅲである。

ミメーシスⅠとは、「まず人間の行動がその意味論、その象徴論、その時間性においてどういうものであるかを先行理解すること」であり、「実践的領域の先形象化」とされる。

ミメーシスⅡは、「出来事を理解可能な全体として編成して、常にその話の『主題は何か』とたずねられるように」する過程であり、「テクストの統合形象化」である。

ミメーシスⅢは、「テクスト世界と、聴衆または読者の世界との交叉」の過程であり、「作品受容によるその再形象化」とされる。

再帰的コミュニケーションによるリアリズム

このような、現実と解離した虚構作品のリアルさを示す批評用語に「真実らしさ verisimilitude」がある。詩や小説が現実を模倣する度合いではなく、内容と形式の組み合わせによって獲得する、虚構としてのリアリティを意味する言葉である。

現在、アリストテレスの主張したことは、表現や批評の領域においては、すでに自明の前提となりつつあるように思われる。「リアル」を担保するものは、もはや「生の現実」などではない。作品そのものが、いかにして自律的なリアルさを獲得するかについては、すでにさまざまな論者が、検討を重ねつつある。

一例として、批評家の大塚英志による「まんが・アニメ的リアリズム」がある[6]。大塚によれば、例えばライトノベルというジャンルは、「まんが・アニメ的リアリズム」で成立している。

「『現実』を写生せずに『アニメ』や『まんが』を写生することで新しい小説を最初にこの国で自覚的に作ろうとしたのは新井素子さんです。彼女は高校生の時、今はもうなくなってしまったSF雑誌の新人賞を受賞しました。その時、彼女はある新聞のインタビューで『ルパンみたいな小説を書きたかった』と答えています。ルパンとは言うまでもなくアニメ『ルパン三世』のことで、彼女は別にルパンをノベライズしたわけではありませんが、『ルパン』のアニメが与えてくれる印象を文章で再現しよう、と、その時、どうやら思い立ったようです」

ここで重要なことは、ライトノベルのキャラクターが、現実の人間をモデルとしていない、という指摘である。むしろ大塚によれば、ライトノベルとは「アニメやコミックという世界の中に存在する虚構を『写生』する小説」ということになる。こうした傾向は、いまやライトノベルというジャンルのみにとどまるものではない。

筆者も大塚とほぼ同時期に、同様の指摘を著書で行っている[7]。虚構内限定のヒロインである「戦闘美少女」のリアリズムは、そうした視点抜きには説明できない。あるいは東浩紀による「データベース理論」[8]や「ゲーム的リアリズム」[9]も同様の概念である。

いずれも一次的には「現実」を担保としない特異なリアルさの形式を指す言葉である。それは言い換えるなら、あたかも虚構内部のみで自律しているかのようなリアル、ということになる。

先述した「真実らしさ verisimilitude」は、もっぱら小説の形式や作品と読者との関係を、個別の作品ごとに問題にするための概念である。しかし「まんが・アニメ的リアリズム」の概念は、個々の作品と読者の関係よりも、読者共同体内部のコミュニケーションを基盤として成立する。例えば「おたく」共同体の内部で交わされてきたコミュニケーションの集積が、「戦闘美少女」という虚構内存在のリアルさを支えているように。

いまや「リアル」を構成するメカニズムとは、作品そのものがもつ強度というよりも、「なにがリアルか」を確認させてくれるような、再帰的コミュニケーションにほかならないのではないか。

ラカンによる補足

ここでラカン理論の側からこの問題を再検討しておきたい。ラカンにとってミメーシスの作用は、「主体」の成立の根幹をなすほど重要な位置づけをもつためだ。

ラカンによれば、子どもが「鏡像段階」において、想像的な自我の全体性を視覚的に先取りする時点に、自我の起源があるとされている。ここで忘れるべきではないのは、鏡像の他者性である。左右が反転したその像は、すでに主体と完全には一致しない。これについてラカンは「子供が、まだ自らのものになっていない自己支配を大喜びで引き受けるということ、それがこの時期に生じるのは他者の像《イマージュ》を介してなのです」と述べている。

さらにラカンは、フロイトの「自我は身体の表面と最も関係が深い」という言葉を引用しつつ、身体イメージと欲望との関係については「シーソー」の比喩を用いている[10]。

「主体は彼の『Ideal-Ich（理想自我）』を通して想像的機能へと入り、自らを形《フォルム》として学ぶのですが、この『理想自我』、つまり主体の『Urbild（原像）』と主体との間の関係がいつもシーソーをすることがあり得るのです。主体が自らを形《フォルム》として、自我として捉えるたび毎に、また主体がその境位《スタチユー》、体つき《スタチユール》、静態《スタティツク》という形で自らを構成するたび毎に、主体の欲望は外部へと投射されます」

さらに身体イメージは、人間の欲望に形を与える。

「この身体の像《イマージュ》は、欲望と欲求の混乱した束が、どうしても通らなくてはならない輪、あるいは瓶の首のようなものです。そこを通らなければ、欲望と欲求は人間にとって存在していることにはなりません。つまり身体の想像的構造に至ることはありません」

ここであげられる「欲望」に、「表現」や「批評」が含まれることは言うまでもない。この種の一切の「活動」にとって、身体はまさに「ボトルネック」であり、化学反応で言えば「律速段階」に該当する位置づけを与えられることになる。身体イメージと欲望とは、まさにシーソーのように逆転を繰り返しながら互いを形成し合う関係におかれるだろう。

「欲望から形《フォルム》への、形《フォルム》から欲望への絶えず繰り返される逆転、別の言い方をすれば、部分的な限りでの欲望の意識や身体から、主体が文字通り失われかつ同一化される愛する対象への逆転、この逆転こそが、自我に関するすべてがその周りを回っている基本的メカニズムなのです」

ここまででわかるとおり、人間の「主体」はミメーシス（ラカンはこの言葉を使用していないが）の作用のもとで最初の成立の契機に至る。あるいは欲望の発達においても、他者を参照しつつ、直接には自らの身体を媒介とするミメーシスの作用が決定的な意味を持つ。

ここに至って、われわれはラカン理論から、ミメーシスの問題にとって決定的に重要な三つの論点を抽出するに至るだろう。

①欲望（表現）の根幹をなすのはミメーシスの作用である。
②ミメーシスを媒介するのは身体イメージである。

③すなわち、こうしたことの一切は、想像的な作用のもとでなされる。象徴界とは異なり、それ自体の自律性をもたないとされる想像界ではあるが、しかし身体という想像的なものの媒介なくして、われわれは「リアルさ」に触れたり表現を成し遂げることができない。

想像的作用のなかでも、とりわけミメーシスのもつ重要性は、それなくしてはいかなる創造もありえないと断言しうるほどに決定的なものである。なぜならわれわれは、ミメーシスの作用を抜きにしては、「他者」を認識することすらかなわないのだから。

ラメラスケイプ

岡崎乾二郎は私との対談で、「芸術」について次のように述べている[11]。

「(蜂の巣を見たときに) 芸術は、蜂の生態すべて、共感不可能であるはずのもの、すべてを模写しようとする。そのとき芸術は、文化と自然のどちらにも位置づけられない、インでもアウトでもないものにはじめてなる。了解不能な細部から隠れた連関が、突出して現れてくることもある。利用できる結果物だけ搾取する、美しい効果だけを真似するならば、いつも同じ結果しかもたらさないのは当然です。しかし見えない生産過程のほうを模写しようとすると、ぜんぜん見え方や理解は変わってくる」

そう、単に自然をなぞることがミメーシスなのではない。自然の生産物のエフェクトのみを現実社会のコードに沿って解釈し回収することは、単なる「プレゼンテーション」にすぎない。

しかし「蜂が巣を作る」という、追体験も共感もできない生産の「回路」を模倣しようとするなら、そこに芸術が生まれる。だからこそ「芸術は、文化と自然のどちらにも位置づけられない」と岡崎は主張するのである。

絶対的に異質な素材の上に類似性を作り出そうとすること。そのような意味での「回路の模倣」をミメーシスの作用と捉えるのなら、岡崎もまた、芸術の本質をミメーシスに見出していることになる。

ここで、もしこうした「回路の模倣」においても、身体性が深く関与するならば、いかなる事態が考え得るだろうか。

筆者の考えでは、コンテンポラリーアートが直面している最大の問題のひとつが「身体性の衰弱」である。この衰弱の背景には、おそらくメディア環境の変容が深く関与している。

従来、諸感覚を同期・統合させリアリティを発生させていたのは、われわれの身体だった。さらに正確に言えば、身体の重層性だった。詳しい解説は省略するが、筆者の考えでは、重層化した身体における「諸感覚の階層的な同期」と「認識フレームの切り替わり」こそが、リアリティの主要な源泉である。

　しかしこうした重層性は、いまや急速にメディアの重層性によって置換されつつある。それとともにリアリティの基盤は、身体からメディア環境の方へと移行しつつあるのではないか。

　メディアの重層性は、かなり直接的な形で、例えば小説の世界設定に反映されることになるだろう。とりわけ「多重世界」のモチーフは、いまやライトノベルから純文学まで、広いジャンルを席巻しつつある。

　最近でも高橋源一郎の『「悪」と戦う』（河出書房新社、二〇一〇年）、三島賞作品東浩紀の『クォンタム・ファミリーズ』（新潮社、二〇〇九年）など、並行世界＝パラレルワールドを舞台にした文学作品が話題となっている。また、村上春樹は以前から、『世界の終りとハードボイルド・ワンダーランド』（新潮社、一九八五年）や短編「かえるくん、東京を救う」（『神の子どもたちはみな踊る』新潮社、二〇〇〇年）などといった作品で並行世界的なモチーフを反復していたが、最新作『1Q84』（新潮社、二〇〇九―二〇一〇年）においても、物語世界の骨格はパラレルワールドを扱っている。

ここで『1Q84』についていえば、少なくとも物語の構造は、初期作品『羊をめぐる冒険』（講談社、一九八二年）よりははるかに錯綜し複雑化している。ヒロイン「青豆」が入り込んでしまう二つの月がある別の現実は、実は主人公である小説家「天吾」が書きつつある小説世界であるというメタ的構造、さらに次元を異にする存在であることが示唆されている「リトル・ピープル」の出現など、これまでのどの作品と比べても複雑な世界設定がそこにある。

奇妙なことは、作品の重層性が増すとともに、その描写が衰弱しているように思われることである。とりわけ村上春樹のトレードマークとも言うべき比喩や隠喩が急速になりをひそめていく。要するにここでは、描写の重層性が後退して、代わりに世界の重層性が前景化しているのだ。それが無意識になされたか、意図的なものかは問わないにせよ。

こうした、作品世界の重層化が結果的に描写の平板化や登場人物のキャラクター化を招くという事態については、かつて中上健次の作品を素材として検討したことがある[12]。例えば晩年の作品『異族』における描写のフラットぶりは、中上健次的キャラクターを登場させた「キャラクター小説」とすらいわれている[13]。

現在、同時多発的に選び取られている「多重世界のモチーフ」と描写の平板化に、かつて中上健次や村上春樹に起こったことを重ね合わせるなら、こうした描写の変質は、作家の意図を超えた構造的必然のもとで起きたと考えられる。ラカンのいわゆる「想像界」は重層的な構造を持っており、リアリティとはレイヤー間の同期がもたらす効果にほかならない。想像界は身体性と相互に根拠付け合う関係にあり、身体性もまた重層的な構造をもつ。

重層性を前提とする虚構世界にあって、「身体性」が衰弱し、リアルな人間像から、より虚構性の高い「キャラクター」が前景化していくのは必然的ななりゆきである。「キャラクター」とはここまでの議論から、「身体性を除去した人格的記号」と定義づけることができる。そう、そこには「図像」は伴いうるとしても、およそいかなる身体性も欠けているのだ。キャラはまさに身体性を欠くがゆえに、虚構世界のレイヤー間を自在に移動し、あるいは任意のレイヤーにとどまることが可能となる。

このように重層化した虚構空間＝現実空間を、筆者は仮に「ラメラスケイプ」と命名した[12]。ラメラスケイプはその重層性によって、かつて「身体性」が担っていた機能を環境的に代行する。つまり「ラメラスケイプ」における「描写＝身体性」の衰弱と「キャラクター」の前景化とは、ほぼ構造的な必然性のもとで生じつつあると考えられるのである。

こうした事態が起きつつある現代は、表現者にとっても未曾有の転換期にさしかかっていると考えられる。ミメーシスの淵源である身体性が衰弱した後に、われわれはいかなる表現の可能性を手に入れることになるのだろうか。あるいは身体性そのものもまた、メディア空間になんらかの転移を遂げつつ、その作用の存続をはかるのだろうか。筆者は個人的には後者の可能性に賭けつつ、引き続き病跡学的視点からなりゆきを見守りたい。

文献

【1】プラトン『国家（下）』岩波書店、一九七九年
【2】アリストテレース（松本仁助・岡道男訳）『詩学』岩波書店、一九九七年
【3】ミシェル・フーコー（渡辺一民、佐々木明訳）『言葉と物―人文科学の考古学』新潮社、一九七四年
【4】テオドール・W・アドルノ（大久保健治訳）『美の理論』河出書房新社、二〇〇七年
【5】ポール・リクール（久米博訳）『時間と物語（1）物語と時間性の循環／歴史と物語』新曜社、二〇〇四年
【6】大塚英志『キャラクター小説の作り方』講談社現代新書、二〇〇三年

［7］斎藤環『戦闘美少女の精神分析』ちくま文庫、二〇〇六年
［8］東浩紀『動物化するポストモダン―オタクから見た日本社会』講談社現代新書、二〇〇一年
［9］東浩紀『ゲーム的リアリズムの誕生―動物化するポストモダン2』講談社現代新書、二〇〇七年
［10］ジャック・ラカン（小出浩之、小川周二、小川豊昭、笠原嘉訳）『フロイトの技法論（下）』岩波書店、一九九一年
［11］岡崎乾二郎、斎藤環「アートに〝身体〟は必要か」『みすず』五六三号、八‐三六頁、二〇〇八年
［12］斎藤環「ラメラスケイプ、あるいは『身体』の消失」『思想地図』四号、一四一‐一七三頁、NHK出版、二〇〇九年
［13］東浩紀、前田塁「父殺しの喪失、母萌えの過剰―フラットな世界で中上健次を読む」『ユリイカ』四〇巻一一号、六六‐七九頁、二〇〇八年

16 フランクルは誰にイエスと言ったのか

フランクル＝相田みつを？

東日本大震災後、フランクルの著作がよく読まれているという。

ナチスの強制収容所体験を辛くも生き延びて、たとえ何もかも奪われたとしても人生は生きるに値すると力強く宣言する精神科医。3・11もまた、私たちから多くのものを奪っていった。人為的なホロコーストと自然災害という違いはあれ、集合的な喪失体験が私たちを圧倒し蹂躙することに変わりはない。

果たして私たちの存在に意味はあるのか。何もかも奪い尽くされた人生は本当に生きるに値するのか。そんな絶望の最中にあっても、フランクルの言葉は、強制収容所という〝絶望の極北〟を経てきた一人の人間の言葉として、多くのうちひしがれたこころに希望をもたらしてきた。

ちなみに私自身は震災後、フランクルと同様にナチスの弾圧を生き延びたユダヤ人の詩人、パウル・ツェランの言葉に支えられた時期があった（ツェラン自身には強制収容所体験はないが、母親は収容所で射殺された）。彼らの言葉には、絶望によって鍛えられた希望がある。少なくとも、そのような読み方も決して不可能ではない。もっとも、九二歳の長寿を全うしたフランクルと、四九歳で自死を選んだツェランとの差はけっして小さくはないのだが。

ところで現在、フランクルに学ぼうとする精神科医は、あまり多いとは言えない。これはなぜだろうか。

彼が批判の対象とした精神分析すらもはや顧みられなくなり、実存分析や人間学派といった言葉もとうに古色蒼然とした色合いを帯び始めている。しかし、なにもそうした古さばかりが問題なわけではない。

例えばフロイトはいまなお再読する価値があるし、複数の視点から精読することで新たな発見がいまなお報告される。フランクルが提唱した実存分析の手法は、精神分析への批判からもたらされたものではあるが、こう言ってよければいささか素朴すぎるのだ。その言葉は明晰で力強いがおおむね一義的であり、フロイトの複雑で多義的な文章に比べれば、解釈の余地はあまりない。

フランクルは当初、フロイト、アドラーの精神分析に学びながらも、後年それらを批判している。批判はおきまりの汎性説批判に始まり、神経症の症状を無意識に還元すること、夢判断においても性衝動が強調されすぎていること、精神性、すなわち道徳性や宗教性に向かう志向性を無視していること、神経症における身体因（器質因）の無視、などに及ぶ。

正直に言えば、こうした批判は精神分析批判としては紋切り型の域をそれほど出るものではない。人間にとって何が意味や価値を可能にしているか、その根源をラディカルに問うのが本来の精神分析であるとすれば、フランクルの態度はそのラディカルさを帳消しにしかねないという意味で反動的ですらある。もっとも、フロイトの弟子の多くは、精神分析という劇薬に耐えられず、ほとんどがこうした反動に走って分派を形成したわけで、フランクルもまたその一人であったということなのだろう。

フランクルの理論は、「責任」「意味」「価値」といった、いわば大文字の言葉へのナイーブとも言える信頼が常に前提となっている。素直に読めば勇気づけられもするが、批判的な視点から読めばいささか不満が残る。私は性格が悪いので、現在のフランクル受容が、いささか「相田みつを」的なものになってはいないかとの懸念がどうしても捨てきれない。

ロゴテラピーの理論にしても、表層的に読む限りでは、ラカンが批判してやまなかったアメリカ流の自己心理学、つまりストレートに「幸福」を追求するための自己整形術に取り込まれてしまうおそれは十分にあるだろう。

いや、ラカン派の立場から見れば、フランクルがきわめて重視する「意味」や「価値」などは単なる幻想にほかならず、「人生にYES」などと言っている人間は、自分がどれほどナルシシズムに浸り込んでいるかすら自覚できないナイーブな人間、ということにされてしまうだろう。

断っておくが、これは私が言うのではなくラカン派が言うのである。

しかしそのように切り捨ててしまえば、今度は別のためらいが生ずる。果たしてフランクルの可能性の中心はそこなのだろうか。

フランクルにおいて奇妙に思われるのは、「どんな人生にも意味がある」と全面的な肯定を与えつつも、その一方で人生からの問いに答えるよう努力を促している点だ。彼は決して「あるがままで」とか、「あなたはそのままでいい」などとヌルいことは言わない。より高い価値を求めて邁進せよ、とわれわれを鼓舞する。それは果たして矛盾ではないのか。

一回性＝固有性への疑問

フランクルは強制収容所体験を通じて、人間存在の一回性、単独性の価値をいっそう確信するようになった。例えば次の一節。

> どの人間の人格も或る独自なものを示し、そして人間の生活の個々のどの場面も或る一回的なものを示している。この独自性と一回性に一人の人間のそれぞれの具体的使命が連関しているのである。それぞれの人間はそれぞれの瞬間にただ一つの使命をもちうるのである。しかしこの唯一性こそこの使命の絶対性を形成するのである。価値の世界はたしかに全部ではなくて或る視野から見られるものではある。しかしそれぞれの立場には唯一の正しい視野が相応じているのである。したがって視野という相対性にも「かかわらず」、というのではなくて、正に視野という相対性の「故に」、一つの絶対的な正しさが存するのである。（霜山徳爾訳『死と愛―実存分析入門』みすず書房、一九五七年）

強制収容所の中にあっても、人間存在のただ一つの一回性、固有性は破壊され得ないということ。むしろこうした固有性は、人間が死すべき存在であることによって、いっそう堅牢なものになるであろうこと。収容所の中で殺されてしまうような人生には意味がないと考えるのではなく、むしろその死の可能性の中にこそ、意味と価値をみてとろうとすること。

この視点は一貫してフランクルの中にある。例えば「愛」といった大文字の言葉に対する彼の考えは次のようなものだ。

創造的価値を実現することによっていわば能動的に自己の独自性と一回性を生かす道の他に、普通は行為によって初めて獲得できるすべてのものが受動的にいわば自然に手に入る第二の道が存するのである。この道は愛の道である。あるいはもっと適切にいうならば愛されるということの道である。いわば恩寵の道のように、自己の行為ないし功績なくして人間は、彼の独自性や一回性の実現化のうちに存するあの満足を経験するのである。愛された人間は本質的にそのあるがままの姿で捉えられ、汝として把握されて他の自我の中にとりいれられるのである。彼は愛する者にとってはそのままの姿で、他によってとってかえることのできないものなのである。愛される人間は彼の人格の一回的なものと独自的なものとが、すなわち彼の人格価値が実現化されることに対して何もなしえたわけではない。

愛は何の『功績』でもなく、恩恵なのである。（前掲書）

「愛」もまた「死」と同様に、人間の固有性を輝かせるということ。人生の意味や価値は、たとえそれを具体的に記述するに足るものがなかったとしても、究極的にはこうした固有性、ないし代替不可能性において担保されているということ。確かにこの考え方は強力である。なにしろ強制収容所を経てすらそれらは破壊できなかったのだから。フランクル自身がその生き証人なのだから。

しかし近年、こうした主張に対しても疑問がつきつけられているように思われる。例えばジョルジョ・アガンベンは『アウシュヴィッツの残りのもの―アルシーヴと証人』（月曜社、二〇〇一年）において次のように指摘する。

強制収容所には衰弱しきって言葉を発することもなく、無意味に同じ動作を繰り返す「回教徒」と呼ばれる人々が存在した。アガンベンの著作では、彼らの存在はいわば主体であることをやめた非人間であるとされる。著作では彼らの証言者としての資格が検討されるわけだが、そこで「人間」とは、人間的なものの流れと非人間的なものの流れとの「闘」であり、そこで生起するものこそが〈証言〉にほかならないとされる。

アガンベンの立場からすれば、フランクルの証言は——彼が「回教徒」化を免れたゆえに——真の意味での証言ですらないことになってしまうが、その点は今は措こう。問題はアガンベンが、どうやら「回教徒」について、固有性や単独性すら破壊されつくした存在と考えていたとおぼしい点だ。それゆえ証言をめぐるパラドックスは以下のようになる。人間についての証言を、人間ならざるものがなしうるか。しかし、その問題設定は果たして妥当なものか。

人間—非人間の問題に関連して言えば、もう一つ、東浩紀の確率と動物化をめぐる議論も無視できない。

アウシュヴィッツについて、例えば東は次のように述べている。

あるひとは生き残り、あるひとは生き残らなかった。ただそれだけであり、そこにはいかなる必然性もない。そこでは「あるひと」が固有名を持たない。真に恐ろしいのはおそらくはこの偶然性、伝達経路の確率的性質ではないだろうか。ハンスが殺されたことが悲劇なのではない。むしろハンスでも誰でもよかったこと、つまりハンスが殺されなかったかも知れないことこそが悲劇なのだ。リオタールとボルタンスキーによる喪の作業は、固有名を絶対化することでその恐ろし

さを避けている。（東浩紀『存在論的、郵便的—ジャック・デリダについて』新潮社、一九九八年）

この問題意識は、東がサブカルチャーを語る場合にも一貫している。例えば東は、マルチエンディング・ノベルゲームにおける唯一の「トゥルー」エンドを否定する。あり得たすべての可能性を肯定することがこうしたゲームの魅力を創り出していると、東は主張する。こうした主張は動物化をめぐって、あるいはキャラをめぐって、幾度となく繰り返されてきた。

殺されるのが誰でもよかったとすれば、その死に固有の「意味」はない。よってそこには固有名もない。果たしてそうだろうか。むしろまったく偶然で無意味に見える選択の過程を生き延びてきた事実を事後的に意味づけ物語化すること、それもまた歴史の作用ではなかったか。

アガンベンと東の議論は、つきつめれば個人の固有性を、なんらかの記述可能性によって支えることが前提とされているようにみえる。もしそうだとすれば、それは固有名とはもはや無関係だ。それは柄谷行人の言う意味で、「固有性」ではなく「特殊性」をめぐる議論に近づきつつある。そしてフランクルの言う「唯一性」を支えているのは、言うまでもなく「特殊性」ではなく、「固有性」のほうなのである。

〝問い〟の反転

「固有名」という補助線をフランクルに向けて引いてみよう。そのうえで、あの「問い」をめぐる有名なくだりを読みなおしてみよう。

ここで必要なのは、生きる意味についての問いを百八十度方向転換することだ。わたしたちが生きることからなにを期待するかではなく、むしろひたすら、生きることが私たちからなにを期待しているかが問題なのだ……もういいかげん、生きることの意味を問うことをやめ、わたしたち自身が問いの前に立っていることを思い知るべきなのだ。（池田香代子訳『夜と霧　新版』みすず書房、二〇〇二年）

「人生に果たして意味などあるのか」という問いに縛られている人は、自らの存在の固有性を捨て、われしらず特殊性に向かおうとしている。こうした問いを発しているとき、この人が言うところの「意味のある人生」とは、他人から称賛されるような人生、地位や名誉、経済力などにおいて他人より優れた人生を意味していることがほとんどだ。

それゆえこの問いはすでに「意味などない」という結論が折り込みずみであるのみならず、自らの存在の固有性を特殊性（記述可能性、あるいは比較可能性）へと解体してしまいかねないという意味で、二重の危険をはらんでいる。にもかかわらず、多くの患者が——むろん患者に限らないが——こうした問いに釘づけになってしまう。「問い」の方向を変えること。これはけっしてトリッキーな言葉遊びなどではない。「人生から意味を問われている」と考えることは、意味の決定をなんらかの超越性に委ねる身振りを孕んでいる。そして「空虚さ」をめぐる問いのほとんどは、この種の超越性（神などの超越者であってもよいが）に決定権を委譲するだけで半ば解決するのだ。

フランクルは、あえて宗教的な言い回しは避けつつ、悩む人々のこころに、巧みに超越性を導入しようとしたのだろう。もちろんそうした超越性すらも、否認したり拒絶したりすることは可能だ。しかし「問いの方向を変える」ことを試みているその瞬間だけは、人は特殊性への誘惑からいっとき解放され、自らの固有性のありかに触れることができる。たとえそれだけのことでも、十分に意味があることだ。

「固有名としての承認」へ

しかし、ここでもう一つの困難について考えておかなければならない。それは「承認」をめぐる問題である。

若い世代を悩ませるのは、いまや「空虚さ」の問題以上に「承認」をめぐる葛藤である。この問題については拙著『キャラクター精神分析―マンガ・文学・日本人』(ちくま文庫、二〇一四年)で詳しく述べたので、詳細はそちらを参照されたい。

多くの思春期の子どもたちにとって最大の関心事は、学校空間内で「キャラとして承認されること」だ。キャラを与えられないことは、事実上、教室の中に「居場所」がないことを意味する。いまや学校空間は「スクールカースト」と呼ばれる身分制のもとで階層化され、キャラはそうした階層上の位置づけとして不可欠な属性なのである。

「キャラなんかに縛られるな」と言うのは簡単だ。しかし周囲がキャラ立て競争に血道を上げる中、ひとり超然としていたら居場所が失われてしまう。子どもにとって学校は世界と同じだ。学校に居場所がないということは、この世界に居場所がないことをそのまま意味する。ひどいいじめを受けても、暴行まがいの体罰を受けても、彼らが必死で登校を続けるのはそのためだ。

「キャラとしての承認」を求めることは、承認の根拠を全面的に他者に依存することを意味している。言い替えるなら、そこにはもはや客観的な評価軸が存在しない。能力や才能、成績や経済力、親の地位や家柄といった「特殊性の担保」が無効化しているのだ。現代の「承認」は、そうした客観的基準から、〝間主観的〟な「コミュ力」に一元化されつつある。「キャラ」はそうした「承認のしるし」なのだ。

承認を他者にゆだねることは、極端な流動性に身を任せることを意味する。ある場面では優位なキャラと認識されても、次の場面ではどうなるかわからないからだ。複数性と流動性に開かれた「キャラ」に依拠した「承認」は、場合によっては「空虚さ」以上の苦痛をもたらすだろう。問題は「無意味さ」ではなく、むしろ「不本意な意味(=キャラ)を強要されること」なのだから。

キャラとは、それを拒めば居場所がなくなるという意味において、まさに強要されるものなのである。そこに強要の主体は存在しない。強いて言えばそれは「空気による強要」だ。また、だからこそ子どもたちは、二重の意味でキャラを拒むことができなくなる。

「キャラ」とは記述可能性、すなわち特殊性のみに依拠した存在である。キャラを生きる苦痛とは、自らの固有性を抑圧しながら、与えられたスペックに従わされる苦痛である。例えば「いじられキャラ」認定された子どもは、どんな不快な「いじり」に対しても、とりあえず笑いが取れるようなリアクションを返さなければならない。マジ怒りなどしようものなら、「いじりキャラ」という〝承認〟はただちに撤回され、代わりにハブりやシカトといった、より陰湿な「いじめ」がはじまるかもしれないのだから。

彼らの「なぜ不本意なキャラを生きなければならないのか」という問いに、フランクルならどう答えただろうか。そこに強制収容所とはまた別の地獄がある、などと言えば、「なにを大げさな」と一笑に付されるだろうか。

「人間存在の固有性」という点からすれば、その答えもおのずから見えてくる。彼はこう言ったのではないか。「あなたの人生があなたの名前を呼びかけている。その声が聞こえてくるまで、ひたすらあなたの耳を澄ませ」と。

「キャラ」は、その記述的な特性から言っても、常にすでに、〝まがいものの名前〟であり、〝かりそめの意味〟でしかない。意味を喪失した人に意味を与えるのは「問いかけ」だった。ならば偽ものの名前と意味を負わされた存在に対しては、問いかけではなく「呼びかけ」が有効ではないだろうか。なぜならそれは、「本来的ではない意味」の負荷から主体を解放し、固有名という、およそ無意味な刻み目の存在において、この主体を全面的に肯定しようとすることにほかならないのだから。

もちろん、名前だけでは意味がなく、一般的な意味での価値もない。しかし、逆に考えてみよう。名前に意味や価値がないとしたら、それはまさに、名前こそが、意味や価値を可能にする特権的な言葉だからではないのか、と。

問いかけと呼びかけの反転があきらかにしたものは、超越性と固有名とが一組の特権的な対をなしており、そのいずれかを見失っても、人は自らを深く肯定することができなくなる、ということだ。

現代においてフランクルの言葉は、例えばアーティスト・坂口恭平の言葉と響き合う。坂口は言う。やりたいことをしてはいけない、と(『独立国家のつくりかた』講談社現代新書、二〇一二年)。「やりたいことを見つけよ」等という言葉はちまたにあふれているが、坂口はそれを否定する。代わって彼は言う。「自分にしかできないことをせよ」と。ここにもフランクル流の問いの反転がある。「やりたいこと」への回答をおのれに問い続けて疲弊するよりは、自分にしかできないこととは何かと問われることのほうが開かれている。

問われ続ける中で私たちは気づかされるだろう。実は私のなすあらゆる「活動」が、「私にしかできないこと」なのだ。そのとき「私」を支えるものは、まぎれもなく私の固有性であり、自らの名前にほかならない。

それでは「固有名の肯定」とは何を意味するだろうか。

おそらく、その方法は一つではないだろう。一つ確実に言えることは、「私にしかできない活動」を続けることそのものが、「イエスと言う」ことであり、自らの名前の肯定にほかならない、ということだ。〝呼びかけられる存在〟として〝固有の活動〟を継続すること。そこに「他人との比較」や「比較による自責」といった、ありふれた葛藤が入り込む余地はもはやない。

「固有名」は、活動を通じて繰り返し肯定されることで、鍛えられなければならない。〝存在の肯定〟と〝努力〟とは、この点において一致する。例えばフランクルが提唱した「創造的価値」「体験価値」「態度価値」などの諸価値は、この視点から捉えなおすことで、いまなお積極的な意味をもちうるだろう。

17 早期介入プランへの控えめな懸念

はじめに

精神医療における最新のトピックの一つが「早期介入」である。二〇〇九年に開催された、第一〇五回日本精神神経学会総会でもこの問題が取り上げられている。コーディネーターの松本和紀は、その論文に次のように記している。「統合失調症をはじめとする精神病圏の精神障害に対する予防や早期発見・早期介入を推進していく必要性が、わが国においても徐々に認識されてきており、初回精神病エピソード（first episode of psychosis）を標的にした早期介入ストラテジーの発展が必要と考えられている」〔1〕

後述するように早期介入には、すでにさまざまな危険性や問題点が指摘されているのだが、このシンポジウムの記録を読む限りでは、そのような議論はほとんどなされていない。

いや、それどころか、この問題についてはすでに「日本の後進性」が取りざたされつつあるのだ。例えば、次のような意見がある。

「（早期介入の課題として）いまだ早期介入の長期効果がRCTにおいて確認されていないこと、発病前の対象集団のとらえ方がなおも確実でないこと、発病前の治療的介入の倫理的問題が解決していないことなどが残っている。しかし、困難を感じた人々が支援を求め、発病過程における身体心理社会的苦悩に対して、あえて介入を遅らせる理由もまたない」「ここ数年続々と現れている研究は相当に知見を増やしており、いずれも早期介入を肯定的にとらえている」[2]

野中は日本が先進諸国で唯一、精神病に対する早期介入活動がはじまっていないという「問題」を指摘し、何がその障害になっているかを分析している。しかし残念ながら、私はその問題意識を共有できそうにない。井原[3]が指摘しているとおり、先進諸国の精神医療が日本よりもずっとマシであるという判断そのものに疑問があるからだ。

本章では「早期介入」という〝イデオロギー〟について、私が一貫して感じてきた疑問と批判を述べておきたい。この制度がもし導入されれば、わが国の思春期・青年期を対象とする精神医療の現場にも甚大な影響がもたらされることはあきらかだ。幸か不幸か、先進諸国中では唯一導入が遅れている——「震災」の影響もあって、さらなる遅れは避けられないだろう——このシステムの問題を、導入前に検討しておくことは無駄ではないと考える。

「ハイリスク」問題

誤解のないように言い添えておくが、私は何も精神疾患の早期発見・早期治療そのものに問題がある、などと言いたいわけではない。慢性化した統合失調症の事例などをみるにつけ、早期介入の必要性は日々痛感している。早期に薬物治療を導入した事例がすみやかに寛解していくさまは、臨床家の喜びを最も強く感ずる瞬間でもある。

その意味で、成功例としてしばしば紹介されるイギリスの早期介入制度は、その対象が「初回エピソードを経験している人」に限定している点で、いくぶん「まし」なものではある。精神病が発症後にすみやかに介入を行うべしという発想ならば、条件つきではあるが努力目標としては共有できるし、統合失調症に限っては薬物治療を含めた啓蒙活動の必要性も理解できる。

ここで私が懸念し、強く問題視しているのは、「ハイリスク者」研究のほうである。これは、まだ発症はしていないが、将来精神病を発症する可能性が高い群というも

のを想定し、発症前の介入を「早期介入」とする考え方である。この発症前の状態像は、ARMS（At-Risk Mental State：アットリスク精神状態）と呼ばれる。

ARMS概念に基づく「早期介入」は、オーストラリアの精神科医、パトリック・マクゴーリが中心となって進めてきたメンタルヘルスの改革プランとして知られる。例えば統合失調症などの精神疾患を発病するリスクをもつ人は、診断を決定づける十分な症状が出る前に特定することが可能である、というのが彼の主張である。「独特な思い込み」「自発性の喪失」「社会的ひきこもり」などがその初期症状とされており、それらは「前駆期」と呼ばれる。この前駆期を確実に診断し、「手遅れになる前に」抗精神病薬の投与という「早期介入」を行うべき、というのがマクゴーリの主張である。

すでにこうした早期介入については多くの批判も上がっている。そもそも予防的な薬剤治療を正当化するほどのエビデンスが十分に存在しない。またマクゴーリ自身、ある事例が将来精神疾患を発病する可能性を確実に言い当てることは不可能であると認めている。

こうした予防的な投薬の正当性を認める論調に対して、私はしばしば「ごらんなさい。あの人たちは、そのうち水道水にリスペリドンを混ぜろと言い出しますよ」などと冗談を飛ばしてきたが、どうもそれがシャレにならない様相を呈しつつあるようなのだ。

デューク大学医学部教授でDSM-Ⅳタスクフォース議長であるアラン・フランセスは、オーストラリアの早期精神病予防介入センター（EPPIC：Early Psychosis Prevention and Intervention Centre）にかねてから懸念を表明していたが、自らのブログ記事でマクゴーリに公開質問状をつきつけている（「オーストラリアのメンタルヘルス実験に関する継続的な議論」［4］）。

以下、その七項目の質問をかいつまんで紹介する。

①（マクゴーリが提唱する）「精神病リスク症候群」は、EPPICのターゲットとするには不適切かつリスクをともなうものであり、DSM-Ⅴに含めるべきではないとする考え方についてどう思うか？

②EPPICという名称に含まれる「予防 Prevention」とは、第二次予防（すでにあきらかに精神病を発症している事例のさらなる障害の予防）のみに関わるものであり、単に将来精神疾患を発症する理論上のリスクの第一次予防を含むものではないとする意見については？

③「精神病リスク症候群」の若者に抗精神病薬を使用することは、診断の偽陽性率が高いことや薬物の破壊的副作用から不適切であるとする考え方については？　また、そうした症状がない事例に抗精神病薬が使用される可能性を確実に排除できるのか？

④臨床現場における「前精神病」や統合失調症の過剰診断、あるいは抗精神病薬の過量投与を防ぐために、いかなる具体的な予防措置をとるのか？

⑤マクゴーリ博士は、パイロット・プロジェクトを国家的試みへと拡大することの困難、すなわち使命と実践が巨大すぎて手に負えないプログラムに変わってしまう危険性を認識しているのか？　いかなる運営と監視の体制を構想しているのか？

⑥すでに実績のあるメンタルヘルス・サービスに割り当てられるべき予算をＥＰＰＩＣが吸い上げてしまうことで、ただでさえ乏しいメンタルヘルス・リソースを奪うことはないという保証はあるのか？

⑦予算がＥＰＰＩＣに振り分けられた結果、まず精神療法のベネフィットがさっそく減らされたことについての意見は？　また、将来的な予算の分配については？

これらの質問はそれぞれ至極もっともなものばかりであり、早期治療や早期介入に関して私が感じている懸念をほぼすべて網羅していると言える。

マクゴーリの提唱する改革のもとでは、〝偽陽性〟と誤診される多くの若者が、早期介入の美名のもとで、いまだ有効性すら証明されていない薬による深刻なリスクに曝されることになる。以上の質問状については、マクゴーリのみならず、わが国に「早期介入」制度を導入しようと考えているすべての関係者、なかんずく精神科医にも誠実な回答を求めたい。このあたりの議論をなおざりにしたまま制度だけが作られてしまえば、フランセスが懸念するとおり、予防的治療が大規模な医原性の人災をもたらしてしまう可能性があるためだ。

薬物と診断の問題

ネット上にはマクゴーリの関わっている組織と製薬業界との癒着について指摘する記事も数多くある。たしかに、すでに発症し苦しんでいる精神障害者へのケアすら十分とは言えない現状で、あえて早期介入政策を推進する必要性があるとすれば、それは向精神薬を大量消費する新たな市場を開拓すること以外の理由がみあたらない。

しかしこちらの問題については、私自身にそれを確認する手段がないため、そうした疑惑があるとの指摘にとどめておこう。ただし、前述の井原論文を読めば、これがいかにもありそうな話に思えてくることは間違いない。

発症前投薬の問題については、抗精神病薬ばかりではなく、抗うつ薬についても多くの懸念がある。いまや「うつ病は薬物治療で確実に治る」という意見が大勢を占めているかにみえるが、果たして本当にそうか。

なるほど、うつ病患者に抗うつ薬を処方すれば、精神症状は改善する。それは事実だ。疑問の余地はない。しかしそれは「治った」と言えるのだろうか。

実際には、うつ病にしても統合失調症にしても、薬やカウンセリングである程度は改善を見込めるが、確実に「治癒」に至らしめるのは、まだ難しい。うつ病について言えば、薬物療法やCBT（認知行動療法）をはじめ、有効とされる治療手段は多数ある。しかし複数あるということは、「決定打に欠ける」ことも意味する。薬物治療によって改善する率は八〇％前後だが、完全寛解率は四〇％以下という報告もある。

いまや多くの精神科医が、改善はしても治療を終結できない患者を何人も抱え込んでいる。新患はどんどん流れ込んでくるのに、治療を卒業する患者ははるかに少ない。しかし一方では、メディアがうつ病の早期治療をさかんにアピールする。ニーズだけ掘り起こしても、ちゃんと治癒までもちこめないのであれば、患者数がふくれあがるのは、むしろ当然である。すでに発症している病気にすら確実とはいえない薬物治療が、早期精神病なるものにどれほど有効たりうるものだろうか。

ついで「診断」の問題がある。フランセスの質問状では四番目の項目と重なるが、ARMSの過剰診断はいかにして防ぎうるものだろうか。私は現時点ではほぼ絶望的と考えている。この国の精神医療は、いまだ統合失調症すら、まともに診断できていないのだから。

私は臨床家として、日々この困った事実と直面させられ、その後始末をさせられているという思いがある。どういうことか。他院から紹介されてくるひきこもり事例の多くが、前医によって「統合失調症」と〝誤診〟されているためだ。

ついでにいえば、統合失調症と誤診されやすい疾患として、「発達障害」と「解離性障害」が挙げられる。とりわけ広汎性発達障害を統合失調症と取り違えるミスは、私にも少なからず覚えがあることだから他人事ではない。後者については、解離性の幻聴が統合失調症のそれと誤診されている事例が多い印象がある。

「誤診」と断定的に言えるのは、その後の治療経過を診ているからだ。すべてではないが、誤診と判断した事例については、当然ながら抗精神病薬を漸減する。知られるとおり、一部の抗精神病薬は、主として錐体外路症状などの副作用によって、表情の動きを乏しくし、統合失調症らしい外見をもたらすことがままある。こうした事例で処方量を減らしていくと、いきいきとした表情が復活し、安定的に活動性が高まるなどの変化が生ずる。この一連の経過を診ることで、最終的に「誤診」だったと判断するわけだ。

「後医は名医」という立場をふまえてのことだが、少なくともひきこもり事例と統合失調症の鑑別診断すら適切になされない現状にあっては、ARMSなど悪い冗談でしかない。いまだ確実な生物学的指標が存在せず――今後も存在しえないであろう――操作的な診断が主体とならざるをえない以上、「ひきこもり」「発達障害」「新型うつ病」といった診断分類すら、十分な合意に達するのはしばらく先のことになるだろう。この段階での「早期介入」プランなど、見切り発車もいいところ、ではないだろうか。

治療に関してふれておこう。日本においてARMSへの早期介入を積極的に進めている東北大学のプログラムでは、抗精神病薬とCBTを組み合わせた発症予防の試みがなされているが、松本和紀らの論文によれば、抗精神病薬を使用するメリットは次のように記されている[5]。

「閾値下の精神病症状に対する抗精神病作用」「抗精神病薬のもつ非特異的な効果」「再発予防と同様な効果の期待」「病的過程から脳を保護する可能性」。一読すればおわかりのとおり、これらのほとんどは実証ずみのメリットではなく、「こうあってほしい」という願望でしかない。

一方、デメリットは以下のとおりだ。「不快な副作用の可能性（短期的・長期的）」「服薬遵守のばらつき」「スティグマの可能性」「成長中の脳への影響は不明」「精神病に移行しない偽陽性症例への倫理的問題」。

このデメリットをすべて理解して、それでもわが子に服薬をさせたいと考える親がいるとしたら、彼らは服薬を拒んだ場合のリスクについて、医師からよほど強い言葉で説得されたに違いない。

ちなみに「服薬遵守のばらつき」は服薬そのもののデメリットではないだろう。あえて「不快な副作用」という表現のみで、錐体外路症状やけいれん閾値の低下、横紋筋融解症や悪性症候群といった深刻な副作用を記さない意図も不明である。

以上のリスクに加え、成長中の脳への影響がわからないような薬をあえて使用しなければならないほど、現代において統合失調症は深刻な問題なのだろうか。

実は最近、私が同業者に会うたびに話題にするのは「なぜこんなにも統合失調症が減ってしまったのか」という謎について、である。ほとんどの臨床医が、この減少傾向については同意してくれるし、ある教授など「新人に初発事例を担当させたいのになかなか機会がない」と嘆いていた。

これは印象論ではない。自治医科大学の利谷健治らの研究によれば、九〇年代から〇〇年代にかけて、自治医科大学附属病院精神科と関連病院の外来を訪れた初診患者数を比較したところ、明らかな減少を認めたという。

すなわち、初診事例の診断内訳に統合失調症が占める割合が、自治医科大学病院では一九九三〜一九九四年の八・五％から一〇年後には六・九％に、同様に上都賀総合病院では一一％から一〇年後には五・四％に減っていたのである[6]。

この減少の原因は不明である。しかし私の推測では、MARTAなどの新しい抗精神病薬の普及と、わずかな異常もすぐに事例化させてしまうという意味で不寛容な現代社会のありようとがあいまって、かつて以上に発症後早い段階で治療的介入がなされやすくなったという要因が大きいのではないか。

あるいはまた、わずかな不適応状態が、とりあえず「うつ」として診断・治療されやすくなったことも無関係ではないだろう。かつて以上に「うつ」の事例群は、診断や分類に悩むような多様性をもちはじめているように思う。

いずれにせよ統合失調症は、大規模な予防プログラムが要請されるほど深刻な問題ではもはやない、というのが私の率直な見解である。

予防精神医学の原理的問題

予防医学は、医師個人のイデオロギーや権力への欲望がもっとも反映されやすく、それだけ医療化の弊害も大きくなることが予想されるため、精神医学においてはことのほか禁欲されるべき領域であると考えている。私が「ひきこもり」について「どのような家庭の、どのような子どもにも起こりうる」としたうえで対応方針だけを語り、原因論や予防論をほとんど語ってこなかったのはこのためでもある。

私は精神疾患の「予防」は原理的に不可能であると考えている。予防的な対処法がありうるとすれば、それは先にも述べた統合失調症の初回エピソード後の早期介入まで、そちらには十分な意義を認める。しかしそれ以外の疾患に関しては、そうした介入の有効性以上に有害性のほうを考えざるをえない。

かつて「内因性」と呼ばれた疾患を始め、発症機序が〝科学的に〟解明されている精神疾患はほぼ皆無である。進行麻痺があるじゃないか、との指摘もあろうが、進行麻痺における器質的変化がなにゆえあのような精神症状をもたらすのか、そのメカニズムは未解明である。解明しなくてすんでいるのは、単に事例数が激減しているためにに過ぎない。

よって精神医学においては、理論以上にことのほかエビデンス頼みにならざるをえない。治癒の機序はよくわからないが、要するに〝結果オーライ〟ということであり、統計データの取り扱いにおいて、占いよりはいくぶん厳密であるというだけなのかもしれない。むろんこうした事情は、精神療法、精神分析についても変わらない。

発症と治癒の機序が解明ずみの疾患ならば、理論上は予防可能だ。しかし、そうした機序すら不明な疾患を予防することはできない。よっていかなる精神疾患についてもそれを生物学的に確実に予防することはできないし、またすべきでもない。環境調整型の予防策については検討の余地があるが、それは単に予防的投薬よりは弊害が少ない場合においてのみである。

もっとも、この点についての私の持論はやや極端かもしれない。なぜなら私はかねてから次のように主張してきているからだ。

もし将来的に人間の脳に「殺人中枢」があることが判明し、きわめて安全な定位脳手術によってそれを確実に破壊できることがわかったとしても、累犯者以外に対しては、その手術は禁止されるべきである（累犯者ならしてよい、という意味ではない）。まったく同じ意味で、仮に「殺人ができなくなる向精神薬」が開発されえたとして、その使用を厳格に制限する姿勢のほうが、はるかに倫理的である。

以上のような態度には異論もあるだろう。しかしこの思考実験は、その前提として

「脳科学」や生物学的精神医学へのアイロニーを含んでいる。それは「殺人」に限った話ではないが）について「脳科学的」、あるいは精神薬理的な解決はありえない、という意味だ。わずかに可能なのは事後的な解釈だけであり、それすら「正解」である保証は一切ない。

おわりに

精神疾患の軽症化が進み、個人の病理よりは関係性の問題が前景化しつつある昨今、精神科医への役割期待も徐々に変質しつつあるものと私は考える。しかしカウンセラー的、ケースワーカー的な役割期待が高まるにつれ、それに対する反発も生ずるだろう。

生物学的指標に基づく早期介入の発想には、専門性の立場からシステムのコントロールに関わりたいといった、精神科医の反動的なアイデンティティ希求がみてとれるようにも思われるが、うがちすぎだろうか。

しかし私見では、精神科医ほど自らの社会的な立ち位置を常に意識しなければならない職業も少ない。少なくとも、「精神医学的エビデンスに基づく制度設計」などという発想そのもののおぞましさくらいは自覚しておきたい。その目的が社会防衛となればなおさらである。マクゴーリに限った話ではないが、自己愛的な権力欲をもつ精神科医が医療全体に甚大な被害をもたらす可能性は、低いにこしたことはない。その意味では、わが国の精神医療の「後進性」にはみるべき点もあるように思う。われわれに目指すべき方向があるとすれば、「堅牢な盾」ではなく「柔軟な器」としての精神医療ではないだろうか。

ところで、もしお望みとあらば、私からひとつ、画期的な「早期介入」方法を提案させていただこう。予防的投薬などよりもはるかに有効な処方箋、それは「マネー」である。例えば、早期治療を最大一年間は無料にする「ＡＲＭＳ手当」の設立によって、予防精神医学は大きな成功を収めうるだろう。ちなみにこの〝冗談〟は、不登校がスクールカウンセラー導入以降ではなく、学校週五日制の導入以降に激減した事実にもとづいている。

それにしても、将来精神病を発症しうる患者を未然に発見し、すみやかに治療せよという使命感には、どこか滑稽な印象がつきまとう。この滑稽さの本質を理解したければ、フィリップ・Ｋ・ディック原作のスピルバーグ映画『マイノリティ・リポート』が参考になるだろう。殺人事件が予知可能となり、犯罪の完全に近い予防がなされる管理社会を皮肉に描いた映画である。

文献

[1] 松本和紀「サイコーシス（psychosis）の早期段階における臨床をめぐって」『精神神經學雜誌』第一一二巻、三三六‐三三七頁、二〇一〇年
[2] 野中猛「早期介入を軸とする精神保健システムの改革」『臨床精神医学』三六巻、四〇九‐四一四頁、二〇〇七年
[3] 井原裕「くすりを飲んで大丈夫?」『こころの科学 入門――子どもの精神疾患』一三五‐一三九頁、二〇一一年
[4] http://www.psychologytoday.com/blog/dsm5-in-distress/201106/continuing-controversy-australias-mental-health-experiment
[5] 松本和紀、宮腰哲生、伊藤文晃、大室則幸、松岡洋夫「精神病発症危険群への治療的介入――SAFEこころのリスク外来の試み」『精神神經學雜誌』一一一巻、二九八‐三〇三頁、二〇〇九年
[6] 利谷健治、小林聡幸、大澤卓郎、加藤敏、衛藤進吉、尾島俊之「統合失調症初診症例は減少しているか?――大学病院・総合病院精神科外来での初診割合の調査」『精神神經學雜誌』一〇八巻、六九四‐七〇四頁、二〇〇六年

初出一覧

1　若者文化と思春期『そだちの科学』二〇号、二〇一三年
2　終わりある物語と終わりなき承認『ヱヴァンゲリヲンのすべて』二〇一二年
3　若者の気分とうつ病をめぐって『こころの科学』一六二号、二〇一二年
4　「良い子」の挫折とひきこもり『教育と医学』六〇巻七号、二〇一二年
5　サブカルチャー／ネットとのつきあい方『こころの科学　入門――子どもの精神疾患』二〇一一年
6　子どもから親への家庭内暴力『こころの科学』一七二号、二〇一三年
7　秋葉原事件――3年後の考察『アディクションと家族』二八巻二号、二〇一二年
8　震災と「嘘つき」『熱風』一一巻二号、二〇一三年
9　「精神媒介者」であるために『臨床精神医学』三九巻一二号、二〇一〇年
10　Snap diagnosis 事始め『Visual Dermatology』一〇巻六号、二〇一一年
11　現代型うつ病は病気か『最新医学』六七巻八号、二〇一二年
12　すべてが「うつ」になる――「操作主義」のボトルネック『現代思想』三九巻二号、二〇一一年
13　悪い卵とシステム、あるいは解離性憤怒『こころの科学』一四八号、二〇〇九年
14　「アイデンティティ」から「キャラ」へ『臨床精神病理』三三巻二号、二〇一二年
15　ミメーシスと身体性『日本病跡学雑誌』八一号、二〇一一年
16　フランクルは誰にイエスと言ったのか『現代思想』四一巻四号、二〇一三年
17　早期介入プランへの控えめな懸念『こころの科学　入門――子どもの精神疾患』二〇一一年

あとがき

ここ数年間、連載や書き下ろし以外で依頼に応じて書いた、精神医学とその周辺の原稿がかなりの分量となり、それを一冊にまとめていただけることとなった。「はじめに」にも記したとおり、内容的にも私の問題意識としても「承認」のテーマが前面に出ているため、タイトルはこのようなものとなった。もっとも「承認」の問題は、前半の「思春期解剖学」に集中していて、後半の「精神医学へのささやかな抵抗」では、私なりの〝反精神医学〟が記されている。

実質的に本書は、これまで日本評論社から出版してきた『博士の奇妙な思春期』と『博士の奇妙な成熟』の二冊に続くような内容となっている。ただし博士は成熟してしまったので、今回からタイトルは変更することになった。

この種の論文集というものは、出すほうは気分がよくても読むほうにとっては辛いことが多いように思う。せめてものサービスとして、『〜成熟』ではアーティストの「全曲解説」にならい、全章解説を試みた。今回もそれを踏襲しようと思う。この内容はツイッターに転載する可能性もあるので、今回はそれぞれ一四〇字前後で解説を試みてみよう。

若者文化と思春期

コンテンツとコミュニケーションが渾然一体化したサブカル状況に言及しつつ、AKB48におけるキャラ消費、スクールカーストなどを解説。そこから突如「エヴァンゲリオン」論へ。「承認を巡る三つの病理」として、シンジ（ひきこもり）―アスカ（境界性人格障害）―レイ（自閉症スペクトラム障害）の〝三つ組み〟が指摘される。

終わりある物語と終わりなき承認

ミニコミ『BLACK PAST』への寄稿。こういう場所では俄然張り切ってしまう習い性ゆえ、実にノビノビと書いている。エヴァという作品の境界例性をまず解説し、ヘーゲル＝ラカンにおける「承認のパラドックス」にベイトソンを接続して「承認のダブルバインド」を導き、そこから前章の〝三つ組み〟すなわち〝キャラの三類型〟がもたらされる構造を指摘。

若者の気分とうつ病をめぐって

マズローの欲求段階説は、ひきこもり支援現場でけっこう〝使える〟。就労動機＝承認欲求なのだから、自発的に承認欲求が芽生えてくるような条件設定を工夫すればよいのだ。後半は若者における「キャラ」偏重が「変わらなさ」への確信をもたらすこと、そこからさらに「高い幸福度」と絶望的疎外感の二極分化につながる構図を指摘している。

「良い子」の挫折とひきこもり

いわゆる「手のかからない良い子」がなぜ問題か。それはあくまで〝親にとっての〟良い子だから。「良い子」であり続けることは、「理想」と「野心」を結びつけるスキルの発達を妨げる。それゆえ自己愛が適切に成熟してゆかない。重要なのは「家族病理」を乗り越えるための社会関係資本である、という結論。

サブカルチャー／ネットとのつきあい方

とりたてて新しいアイディアが提示されているわけではないが、メディア悪影響説やネットいじめ、ネット依存やフィルタリングといった諸問題のコンパクトな見取りにはなっているだろう。ネット依存対策についてはプロバイダ解約というペナルティをつけて時間制限するというシンプルな方法を紹介している。

子どもから親への家庭内暴力

雑誌『こころの科学』で「暴力」特集の責任編集を担当した際の文章。いかなる人でも暴力的になり得る条件（密室、二者関係、序列）をまず整理し、一九八一年に起きた悲惨な子殺し事件を取り上げて、子からの家庭内暴力にいかに対処すべきかを検討した。「暴力の徹底拒否」を前提として、「通報」や「避難」をタイミングよく行ってみせることがポイント。

秋葉原事件――三年後の考察

基本的には中島岳志氏の著書に基づいた、秋葉原事件についての再考。加藤もまた掲示板という承認のトポスを求め、「非モテの不細工キャラ」を居場所としていたのではなかったか。動機の分析としては、家族関係の〝欠如〟と、掲示板に外在化された自分の言葉が〝命令〟として反転してくるメカニズムを指摘した。

震災と「嘘つき」

ジブリのPR誌『熱風』への寄稿。震災後に数々のデマや誹謗中傷、捏造記事を量産する学者や自称ジャーナリストへ向けた分析の形式を借りた批判。ついカッとなってやってしまったが特に後悔はしていない。私は性格が悪いので、ついこういう下世話なことをやってしまうが、良い子はマネしないように。

「精神媒介者」であるために

私なりの精神療法のコツ。ちょっとわかりにくいタイトルなのは編集部の意向。もともとは治療を媒介した後に消えてゆくような存在でありたい、という趣旨。神田橋條治氏の「究極の技法」の紹介や治療関係における「キャラの把握」や「現状維持」の効能、望ましい激励のあり方等。

Snap diagnosis 事始め

元同級生が責任編集をした皮膚科専門誌に請われて寄稿。Snap diagnosis とは一瞬で診断を下す名人芸のことで、皮膚科でも精神科でも重視される（た?）。私が新人当時に勤務していた浦和の精神科病院には、一目で患者の病理を看破する達人がいた。

彼が一冊だけ遺した著作を紹介しつつ、廃れつつある名人芸の可能性をあれこれ模索した。

現代型うつ病は病気か

『「社会的うつ病」の治し方』（新潮選書、二〇一一年）を書いて以来、うつ病関連の原稿や講演を依頼されることが増えた。ここでは現代型うつ病についてのごく一般的な解説と、「あれは病気ではないから診ない」という姿勢のはらむ問題を指摘した。次章への軽い導入部分という位置づけ。

すべてが「うつ」になる――「操作主義」のボトルネック

統合失調症の減少は、その一部が感情障害圏にシフトしたためではないか。治療手段の増加が患者を増やすという逆説がまず指摘される。後半は柄谷行人『世界史の構造』に依拠しつつ、精神医療の歴史を交換様式の変遷として辿りなおし、病因論が適応度へと操作主義的に一元化することで「うつ」が増加する、という仮説を立てた。

悪い卵とシステム、あるいは解離性憤怒

キレることを「解離性憤怒」と仮定してその抑制法を述べ、社会関係資本からの孤立状況がこうした憤怒をもたらしやすいと考えた。後半、クレーマーやモンスターの病理的背景として、「完璧なシステム」と「不完全なエージェント」の「分裂」を指摘。ここに村上春樹の「壁と卵」の比喩を接続した。

「アイデンティティ」から「キャラ」へ

精神医学の専門誌で「キャラ」論が展開されたのはおそらく初めてだろう。解離症状を、「こころ」のヒステリー的身体化として理解するアイディアは結構気に入っている。全体の内容は拙著『キャラクター精神分析』（ちくま文庫、二〇一四年）のコンパクトなまとめとなっている。

ミメーシスと身体性

日本病跡学会のシンポジウム「ミメーシス」に招かれたさいの報告内容をまとめたもの。プラトンからアリストテレス、アドルノからフーコーに至るミメーシス解釈の変遷をざっと整理し、次いでラカンの欲望と身体に関する発言からミメーシスの重要

性を再確認、後半は私の身体論の中核にある「ラメラスケイプ」なるアイディアの解説。

フランクルは誰にイエスと言ったのか

フランクルはどうにも苦手だったが、好き嫌いはよくないのでトライしてみたという企画。「フランクル＝相田みつを」という指摘は意外にも好評だった。冗談はともかく、フランクルには他者からの承認に依存しない実存の形を探るためのヒントがあるのではないか。あの「人生からの問い」を、「超越性の導入による固有名の肯定」と読み替える試み。

早期介入プランへの控えめな懸念

オーストラリアにはじまり、日本でも試みが始まっている統合失調症の早期介入研究批判。いわゆる「ARMS」概念は、過剰な医療化やスティグマ化、薬物治療による副作用といったリスクを確実にもたらす半面、得られるベネフィットはきわめて不確実である。これはシステム化された精神医療が必然的にはらむ問題とも言える。

今年から職場が変わり多忙を極めたため、これが二〇一三年に上梓された私の唯一の単著ということになる。本書を一冊にまとめるにあたっては、タイトルの選定から装幀案に至るまで、ほとんどの作業を日本評論社の小川敏明さんに担当していただいた。ここに記して感謝したい。

二〇一三年一一月二六日
晩秋のつくば市並木にて

斎藤環

文庫版あとがき

本書が出版されてから約三年が過ぎて、文庫化していただけることになった。せっかくの機会なので、本書への反響や、出版後の変化について、思いつくままにつづってみよう。

本書は——僕の本にしては——ちょっとしたロングセラーになった。若者、とりわけ大学生の間で読まれているようで、今もTwitterなどで引用や言及をときおり目にする。読書感想を記録するサイトを見てみると、僕の本の中では三番目くらいに感想が多い。

もちろん売れ行きや反響のかなりの部分が、ふみふみこさんによる表紙の効果であることはわかっている。内容については賛否あって、「テーマが散漫でわかりにくい」という感想も多かったりするのだが、表紙の女の子についてはほとんどが絶賛である。どうやら本書については「可愛い表紙に難解な中身」という認識が定着しつつあるようだ。

しかし、不思議なことに、同じくらい可愛いうちの猫を表紙に使った『猫はなぜ二次元に対抗できる唯一の三次元なのか』(青土社)は、それほど売れなかった。同じような構成だったにもかかわらず、いったいこの差はどうしたことか。

こちらは、おそらくタイトルの功績であろう。タイトルは僕ではなく、単行本の担当編集者の小川敏明さんが考えてくれたのだが、「承認」と「病」という、若者にひときわ刺さる二つのキーワードをさりげなく取り込むという、まさにプロの手口である。

本書の出版後、一時期「承認」がらみの講演依頼がかなり増えた。この言葉を軸にして考えると、現代のうつ病や自殺、いじめやひきこもりについて理解しやすくなると言う側面が確実にある。とりわけ「若者の自殺」については、承認との関係から詳しく検討したことがある(「若者の自殺予防のための支援のあり方」公衆衛生七八巻四号、二〇一四年)。以下、その検討内容について、ここで簡単に紹介しておこう。

日本の自殺者数は、二〇一二年には一五年ぶりに三万人を割り二七、八五八人となり、二〇一三年には二七、二八三人と緩やかな減少傾向にある。しかしその一方で、若者の自殺が急速に深刻化している。

二〇一二年版『自殺対策白書』においては、複数のデータがその深刻さを示唆している(内閣府『自殺対策白書　平成二四年版』新高速印刷株式会社、二〇一二)。

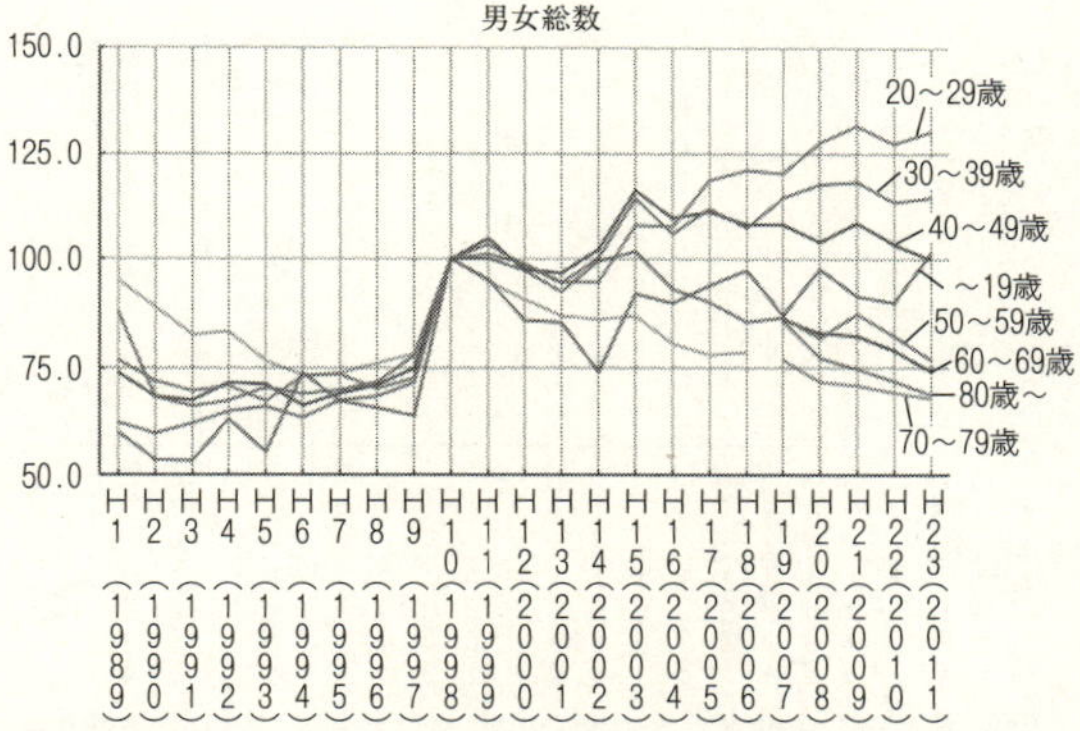

注）平成18年までは「60歳以上」だが、19年の自殺統計原票改正以降は「60～69歳」「70～79歳」「80歳以上」に細分化された。

図1　平成10年の値を100とした年齢階級別の自殺死亡率の推移

図1は、「平成一〇年の値を一〇〇とした年齢階級別の自殺死亡率の推移」である。どの年代よりも二〇代の自殺死亡率が高く、次いで三〇代、三番目が一九歳以下となっている。また同白書によれば、一五〜三九歳の各年代の死因トップが自殺となっている。若年層で死因トップが自殺となっているのは先進七カ国で日本のみであり、死亡率も他国に比べて高い。

図2に示したのは、同白書に掲載されている、若年失業率と二〇〜二九歳の自殺死亡率の推移である。同白書では自殺死亡率の増加が勤務問題と関連があるとして、次のように解説している。

「若年失業率と二〇〜二九歳の自殺死亡率の推移を比較すると、両者は近い動きを示

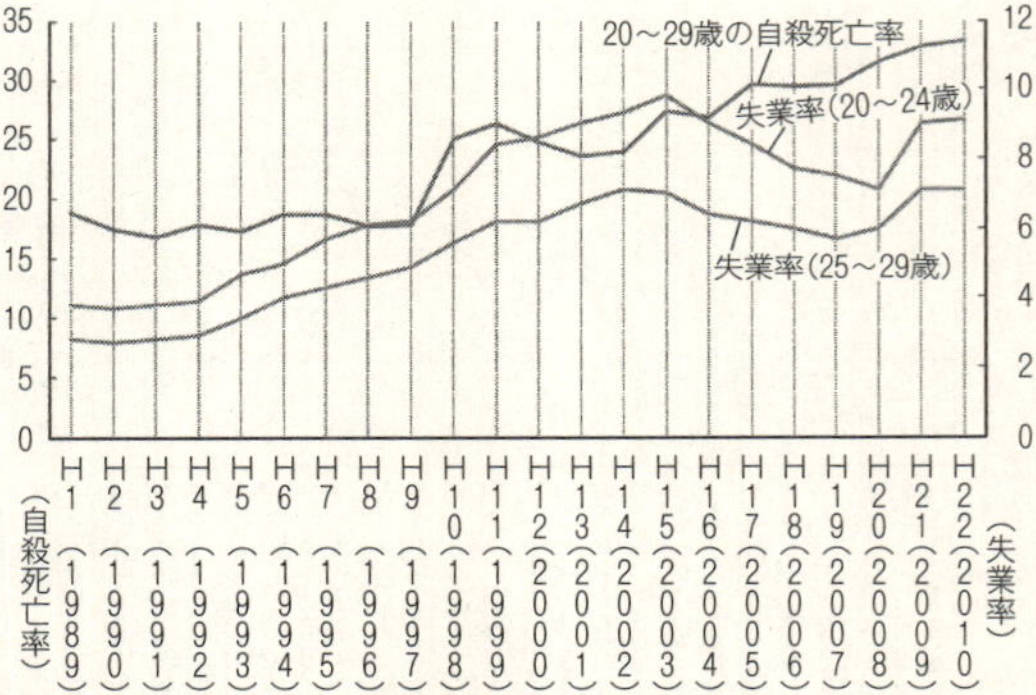

資料：警察庁「自殺統計」、総務省「国勢調査」、総務省「人口推計」及び総務省「労働力調査」より内閣府作成

図2　20〜29歳の自殺死亡率と若年失業率の推移

すことがわかる（図2）。こうしたことから、若年層における自殺死亡率の上昇は、経済状況の相対的な改善にもかかわらず、派遣社員、契約社員、パート、アルバイト等の非正規雇用の割合の増加など、若年層の雇用情勢が悪化していることも影響している可能性があるものと思われる。なお、特に二〇歳代以下の若者の「就職失敗」による自殺者数が平成二一年を境に急増していることにも注意が必要である。」

就職失敗を原因とする自殺が急速に増加しつつあることは、他のデータからも裏付けられている。こうした調査結果に対して「たかが就活くらいのことで」、「探せば仕事はいくらでもある」、「死ぬくらいなら起業すれば良い」といった意見も聞かれる。

しかしそうした意見は、この問題を単純に就労の問題と見ている点で本質をとらえそこねている。

「NPO法人自殺対策支援センター　ライフリンク」代表の清水康之は、就職活動中の大学生や大学院生を対象とした調査結果から「就職活動をはじめてから「本気で死にたい」「消えたい」と思ったことがある」という学生が二一%に上ったというデータを紹介している。

　私はここにも、「承認」の問題が絡んでいると考える。現代の就活は、まず数十社にエントリーして筆記試験を受け、なんとか面接にまでこぎつける、という手順を経てなされる。その過程の中でほとんどの学生が、多かれ少なかれ企業から不合格という「負の承認」をつきつけられる経験をする。本書で述べてきたように、若者にとって「承認」問題はすなわち実存の問題であり、さらに言えば死活問題にすらなりうる。就活の過程で多くの学生の「実存」が著しいダメージを被るであろうことは、想像に難くない。

　まして就活に失敗しようものなら、「承認」はさらに損なわれる。仲間から、恩師から、親からの承認が一挙に退《ひ》き上げられ、自尊感情は致命的なダメージを被るだろう。実際にはそうした退き上げが起こるとは限らないが、当事者がそのような負の予測に縛られてしまうのである。その結果うつ状態に陥ったり、希死念慮がきざしたりするのはむしろ自然な反応ではないだろうか。

アベノミクスの恩恵かどうかは知らないが、新卒大学生の就職率は近年改善傾向にある。しかし自殺率の方は、それにみあった改善度を示していないようだ。もしそれが事実なら、ここにも「承認」問題が深く関わっているであろうことは想像に難くない。

こうした状況を受けて私はいま、「承認」問題について一冊のまとまった著作として世に問うことを検討中である。

さて、本書の文庫化に際しても、多くの方のお世話になりました。

二〇一三年以降、奇しくもというべきか、同じ大学の同僚になった土井隆義さんには、無理にお願いをして「解説」を書いていただきました。本職の社会学者にしっかりしたデータに基づいて本書の主張を「承認」していただけたことは望外の喜びでした。ここに記して感謝いたします。

表紙は当方のたっての希望で、今回もふみふみこ氏に依頼してご快諾いただきました。また文庫化に際しては、筑摩書房第一編集室の松永晃子さんに全面的にお世話になりました。ありがとうございました。

二〇一六年一一月一一日　水戸市百合が丘にて

解説　承認依存の時代における自己像をめぐって

土井隆義

承認をめぐる構図の変化

「他者の許しがなければ、自分を愛することすら難しい。承認依存とは、つまるところそういうことだ。」斎藤さんは、本書の冒頭にこう記している。

この言葉が示す事態の広がりを物語るエピソードがある。毎日新聞記者の小国綾子さんから伺ったものだ。LINEの出前授業に付き添ってある中学校を訪問した時のことだという。「次のうち友だちから言われて最もイヤな言葉は？　①まじめだね　②おとなしいね　③天然だね　④個性的だね　⑤マイペースだね」との問いかけに対し、一番多かったのは「④個性的だね」だった。驚いた彼女に向かって、生徒たちは口々にこう語ったそうだ。「個性的と言われると、自分を否定された気がする。」「周囲と違うってことでしょ？　どう考えてもマイナスの言葉。」「他の言葉は良い意味にも取れるけど、個性的だけは良い意味に取れない。」「差別的に受け取られるかも。」等々。

この中学生たちが特殊というわけではないらしい。日本生産性本部が二〇一六年に実施した新入社員の意識調査では、昇進したいポストを「社長」と答えた者は過去最低の一〇・八％で、最多は「役職につきたくない」の二〇％だった。働き方を尋ねた設問では、「人並みで十分」が過去最多の五八・三％で、「人並み以上」は三四・二％にすぎなかった。たとえプラスの方向であったとしても、自分だけが目立つことは避けたい。周囲と同じでなければ安心していられない。そういった心性が広がっている。まさに「他者の許しがなければ、自分を愛することすら難しい」という事態が深刻化しているからだろう。

無論、社会的動物である人間は、他者からの承認によって自己肯定感を育み、維持していく存在である。その構造は昔も今も変わらない。問題は、その他者がいったい誰なのかということだ。個性的であることが憧れでありえた時代に、私たちに承認を与えていたのは社会的な理想や信念といったいわば抽象的な他者だった。その評価基準は普遍的で安定しており、いったん内面化された後は人生の羅針盤として機能した。しかし、本書のなかで斎藤さんも指摘しているように、社会から「大きな物語」が喪失してしまった後、抽象的な他者もそのリアリティを失ってしまった。それに替わって前面にせり出してきたのが、身近な周囲にいる具体的な他者である。その評価は場の空気次第でどのようにも変わりうるから、個々人は絶えず彼らの反応に注意を払っていなければならない。こうして承認を与えてくれる他者との関係が大きく変貌したのである。

キャラへの/からの疎外

若者たちが「個性的」であることを願っていた時代に、彼らが目指したのはアイデンティティの確立だった。それに対して、「他者の許し」を得ることが求められるようになった今日では、アイデンティティとキャラは似て非なるものだ。個性の表現形態の一つとしてキャラを捉える向きもあるが、両者はむしろ対極に位置している。「「キャラ」は本質とは無関係な「役割」であり、ある人間関係やグループ内において、その個人の立ち位置を示す座標を意味する。それゆえ所属集団や人間関係が変わると、キャラまで変わってしまうことも珍しくない」と斎藤さんは指摘する。

「キャラとは「同一性」のコンテクストをもたらす記号にほかならない。キャラは一見固有性を帯びてみえるが、実際には真の意味で固有の存在ではない。そこには固有性を構成するうえで不可欠な「単独性」が欠けているからである。」斎藤さんがこう語るように、固有性の有無がアイデンティティとキャラを大きく隔てている。アイデンティティという言葉を心理学用語として広めたのはE・H・エリクソンだが、彼はそれを「過去のさまざまな人間に対する個別の同一視を超越したもの」と述べ、「重要な意味をもつ同一視をすべて含んではいるが、同時に、それらを作り変えることによって、合理的に首尾一貫した統一体を形成している」と指摘した。本来、普遍的な固有性を手に入れるためには、いったん獲得した個別の同一性から離脱しなければならないのである。

このような観点から眺めたとき、今日の大きな問題は、若者たちの多くにとってアイデンティティ確立への道が実質的に閉ざされているということである。「他者の許し」を安全に確保し続けるためには、つねに個別の関係へ自らを埋没させておかねばならない。こうして彼らはキャラ化された人格表象へと追い込まれていく。現代の人間関係を生き抜くために、それ以外の人格表象が許されていないという意味で、ここに生じているのはキャラへの疎外といってよい状況である。キャラという記号に還元された自己は、固有名を奪われて番号で識別された強制収容所の囚人のように、「かけがえのない私」という代替不能性を喪失していく。

問題はそれだけで終わらない。現実の人間関係では、自らが納得しうるキャラをみんなが等しく割り当てられるとは限らないし、時には不本意なキャラですら割り振られないこともある。本書でも取り上げられている「いじめ問題」はその典型だろう。自分を愛するためには「他者の許し」が必要不可欠である以上、たとえ不本意なキャラを受け入れてでも自分の居場所は死守しなければならない。その結果、いじめの標的は関係のなかに閉じ込められたまま被害だけが深刻化していく。運よく標的にされなかった者の多くも、また同様の心性を抱えているから、たとえばネット依存のような問題へとこぞって取り込まれていく。こうしてキャラからの疎外という新たな問題状況も生じてくる。

期待値の逓減という陥穽

承認依存の時代における自己とは、いわばキャラのコラージュである。個別の関係への同一性を確保し続けるための装置がキャラだから、それは斎藤さんが指摘するように「成熟・成長とは相反するベクトル」をもっている。「キャラのスペックが成長することなく固定されているからこそ」相手の反応を互いに予測しやすくなり、円滑な関係が保たれるのである。かくして、キャラという記号に還元された自己は、代替不能性を喪失するだけでなく、変化に対するリアリティも喪失してしまう。「成長や成熟を含むあらゆる「変化」は、「キャラ」を破壊し仲間との関係にも支障をきたしかねないため忌避されるようになる」のである。

斎藤さんも憂えている「「変わる」ことへのリアルな手応えの欠如ゆえの「変わるって何?」「成熟ってどういうこと?」とでもいうような感覚」が、ここから広がっていくことになる。その結果、客観的に眺めれば相当に劣悪な社会環境に置かれているにもかかわらず、生活満足度は非常に高いという今日の若者たちの心的傾向も生じてくる。不満とは希望と現実とのギャップから生まれるものだから、たとえ現実が劣悪な状態であったとしても、そもそも希望が小さければ不満も募らないのである。

昨今の若者の生活満足度の高さに関する解釈として一世を風靡したのは、本書にも取り上げられている社会学者の大澤真幸さんと古市憲寿さんの説だろう。しかし斎藤さんは、右のような観点からこの説に疑問を投げかける。大澤さんと古市さんの説が主張するように、将来には希望をもてないと予想するから現在に満足せざるをえないのなら、将来に希望をもっている若者は現在に満足できないことになるからだ。本書では疑問の提示に終わっているが、この点については社会学者の浅野智彦さんが実際に調査を行ない、明快な答えを出している。その調査結果によると、大澤さんと古市さんの説に反して、自分の将来に希望をもっている若者のほうが、現状に対する満足度も高いのである。将来に希望をもっている者のほうが現在の満足度も上がるのは、言われてみればしごく当然のことだろう。では、今日の若者たちは、置かれた社会環境が劣悪であるにもかかわらず、なぜ将来に希望をもって現在に高い生活満足度を示しているのだろうか。

右の観点からすれば、斎藤さんの答えは明快である。「彼らは絶望しているのではない。ただ「変化」というものが信じられないのである。」彼らの生活満足度が高いのは、そもそも明るい将来として想起している光景が現状の延長でしかないからである。たとえば、努力次第では自分も社長になれるかもしれないと思っている人間にとっては、将来は正規の職に就けるかもしれないと思える程度の現状認識では、とても満足できるものではないだろう。しかし、最初からそんな野心をまったく抱いていなければ、将来も非正規の職のままで終わるかもしれないと思っている者より、将来は正規の職に就けると思える者のほうが、満足度が高くなるのは当然である。要は希望の期待値をどこに設定しているかである。現在はそれが逓減しており、明るい将来としてイメージしうる内実がシュリンクしているのである。

まなざしの構図の転回へ

今日の若者たちは、自分を愛するべく「他者の許し」を得るために、きわめて強力な同調圧力の下で仲間内の集団規範に従っている。だから若年層の犯罪や非行は激減している。少子化だからと主張する者もいるが、同じ年齢層の人口比でみても減少しているから、それは少子化の影響だけではない。いわゆる「やんちゃ」が出来なくなっているのである。確かに彼らの生活満足度は高いが、その裏では自分の居場所を失うかもしれないという不安も同時に抱え込んでいる。だとすれば、このような状態は必ずしも倫理的であることを意味しない。

斎藤さんの専門分野である「社会的引きこもり」や学校での「いじめ問題」が際立つようになってきた背景には、おそらくこのような事情があるのだろう。それはまた、若年層の自殺率の高さや自傷行為の多さといった現象にも表われている。事実、近年の日本では、中高年層の自殺率は下がっているのに、若年層の自殺率は高留まりのままである。自殺念慮を抱く者も若年層のほうが多い。自傷行為もしかりである。全国高等学校PTA連合会の二〇〇六年調査によれば、男子高校生の七・〇%、女子高校生の一二・五%が自傷行為の経験をもっている。現在、少年刑法犯は少年人口の〇・五%だから、およそ二〇倍の高い比率である。

本書のタイトルである『承認をめぐる病』の含意が、このような時代認識にあることは間違いない。しかし、この病を克服することは相当に困難である。なぜなら、斎藤さんも指摘するように、「キャラとは、個人がもはや成熟を要請されない社会における存在様式の一つ」だからである。そこには歴史的・構造的な必然性がある。では、このような状況の広がりを前にして、私たちはいったいどのような態度を示せばよいのだろうか。本書のロジックを敷衍すれば、たどり着くべき結論は明白である。「他者の許しがなければ、自分を愛することすら難しい」のであれば、自分だけを愛することを止めればよい。自分ではなく他者を愛すればよい。それは、他者に許しを請う側から、他者に許しを与える側に移行することを意味する。

承認をめぐる病とは、じつはコミュニケーションをめぐる病でもある。私たちは、他者を必要とする人間であるときよりも、他者から必要とされる人間であるときのほうが、自己承認=自己肯定感を安定させうるものだ。しかし、そのためには、私たちは他者から見つめられる客体として存在するだけではなく、他者を見つめる主体としても存在しなければならない。斎藤さんは、それを「「承認」よりも「関係」であり、「コミュニケーション」よりも「ダイアローグ（対話）」である」と表現する。歴史的・構造的な必然性に抗うのは確かに難しい。しかし、幾多の病を克服してきた道が人類の歴史であり、それが承認をめぐる病にも当てはまると確信しうるのなら、私たちはその態度をけっして放棄すべきではない。

本書は日本評論社より二〇一三年十二月に刊行されました。

思考の整理学　外山滋比古
アイディアを軽やかに離陸させ、思考をのびのび飛行させる方法を、広い視野とシャープな論理で知られる著者が、明快に提示する。

質問力　齋藤孝
コミュニケーション上達の秘訣は質問力にあり！これさえ磨けば、初対面の人からも深い話が引き出せる。話題の本の、待望の文庫化。（斎藤兆史）

整体入門　野口晴哉
日本の東洋医学を代表する著者による初心者向け野口整体のポイント。体の偏りを正す基本の「活元運動」から目的別の運動まで。（伊藤桂一）

命売ります　三島由紀夫
自殺に失敗し、「命売ります。お好きな目的にお使い下さい」という突飛な広告を出した男のもとに、現われたのは？（種村季弘）

こちらあみ子　今村夏子
あみ子の純粋な行動が周囲の人々を否応なく変えていく。第26回太宰治賞、第24回三島由紀夫賞受賞作。書き下ろし「チズさん」収録。（町田康／穂村弘）

ベルリンは晴れているか　深緑野分
終戦直後のベルリンで恩人の不審死を知ったアウグステは彼の甥に訃報を届けに陽気な泥棒と旅立つ。歴史ミステリの傑作が遂に文庫化！（酒寄進一）

向田邦子ベスト・エッセイ　向田邦子　向田和子編
いまも人々に読み継がれている向田邦子。その随筆の中から、家族、食、生き物、こだわりの品、旅、仕事、私……、といったテーマで選ぶ。（角田光代）

倚りかからず　茨木のり子
もはや／いかなる権威にも倚りかかりたくはない……話題の単行本に3篇の詩を加え、高瀬省三氏の絵を添えて贈る決定版詩集。（山根基世）

るきさん　高野文子
のんびりしていてマイペース、だけどどっかヘンテコな、るきさんの日常生活って？　独特な色使いが光るオールカラー。ポケットに一冊どうぞ。

劇画　ヒットラー　水木しげる
ドイツ民衆を熱狂させた独裁者アドルフ・ヒットラーとはどんな人間だったのか。ヒットラー誕生からその死まで、骨太な筆致で描く伝記漫画。

ねにもつタイプ 岸本佐知子

何となく気になることにこだわる、ねにもつ。思索、奇想、妄想はばたく脳内ワールドをリズミカルな名短文でつづる。第23回講談社エッセイ賞受賞。

TOKYO STYLE 都築響一

小さい部屋が、わが宇宙。ごちゃごちゃと、しかし快適に暮らす、僕らの本当のトウキョウ・スタイルはこんなものだ！ 話題の写真集文庫化！

自分の仕事をつくる 西村佳哲

仕事をすることは会社に勤めること、ではない。仕事を「自分の仕事」にできた人たちに学ぶ、働き方のデザインの仕方とは。（稲本喜則）

世界がわかる宗教社会学入門 橋爪大三郎

宗教なんてうさんくさい⁉ でも宗教は文化や価値観の骨格であり、それゆえ紛争のタネにもなる。世界宗教のエッセンスがわかる充実の入門書。

ハーメルンの笛吹き男 阿部謹也

「笛吹き男」伝説の裏に隠された謎はなにか？ 十三世紀ヨーロッパの小さな村で起きた事件を手がかりに中世における「差別」を解明。（石牟礼道子）

増補 日本語が亡びるとき 水村美苗

明治以来豊かな近代文学を生み出してきた日本語が、いま、大きな岐路に立っている。我々にとって言語とは何なのか。第8回小林秀雄賞受賞作に大幅増補。

子は親を救うために「心の病」になる 高橋和巳

子は親が好きだからこそ「心の病」になり、親を救おうとしている。精神科医である著者が説く、親子という「生きづらさ」の原点とその解決法。

クマにあったらどうするか 姉崎等 片山龍峯

「クマは師匠」と語り遺した狩人が、アイヌ民族の知恵と自身の経験から導き出した超実践クマ対処法。クマと人間の共存する形が見えてくる。（遠藤ケイ）

脳はなぜ「心」を作ったのか 前野隆司

「意識」とは何か。どこまでが「私」なのか。死んだら「心」はどうなるのか。――「意識」と「心」の謎に挑んだ話題の本の文庫化。（夢枕獏）

モチーフで読む美術史 宮下規久朗

絵画に描かれた代表的な「モチーフ」を手掛かりに美術を読み解く、画期的な名画鑑賞の入門書。カラー図版約150点を収録した文庫オリジナル。

ふしぎな社会　橋爪大三郎

第一人者が納得した言葉だけを集めて磨きあげた社会学の手引き書。人間の真実をぐいぐい開き、若い読者に贈る小さな（しかし最高の）入門書です。

承認をめぐる病　斎藤環

人に認められたい気持ちに過度にこだわると、さまざまな病理が露呈する。現代のカルチャーや事件から精神科医が「承認依存」を分析する。（土井隆義）

キャラクター精神分析　斎藤環

ゆるキャラ、初音ミク、いじられキャラetc.。現代日本に氾濫する数々のキャラたち。その諸相を横断し、究極の定義を与えた画期的論考。（岡崎乾二郎）

サヨナラ、学校化社会　上野千鶴子

東大に来て驚いた。現在を未来のための手段とし、偏差値一本で評価を求める若者。ここからどう脱却する？　丁々発止の議論満載。（北田暁大）

ひとはなぜ服を着るのか　鷲田清一

ファッションやモードを素材として、アイデンティティや自分らしさの問題を現象学的視線で分析する。「鷲田ファッション学」のスタンダード・テキスト。

学校って何だろう　苅谷剛彦

「なぜ勉強しなければいけないの？」「校則って必要なの？」等、これまでの常識を問いなおし、学ぶ意味を再び摑むための基本図書。（小山内美江子）

14歳からの社会学　宮台真司

「社会を分析する専門家」である著者が、社会の「本当のこと」を伝え、いかに生きるべきか、に正面から答えた。重松清、大道珠貴との対談を新たに付す。

終わりなき日常を生きろ　宮台真司

「終わらない日常」と「さまよえる良心」――オウム事件直後出版の本書は、著者のその後の発言の根幹である。書き下ろしの長いあとがきを付す。

人生の教科書［よのなかのルール］　藤原和博　宮台真司

〝バカを伝染（うつ）さない〟ための「成熟社会へのパスポート」です。大人と子ども、お金と仕事、男と女と自殺のルールを考える。（重松清）

逃走論　浅田彰

パラノ人間からスキゾ人間へ、住む文明から逃げる文明への大転換の中で、軽やかに〈知〉と戯れるためのマニュアル。

アーキテクチャの生態系　濱野智史
2ちゃんねる、ニコニコ動画、初音ミク……。日本独自の進化を遂げたウェブ環境を見渡す、新世代の社会分析。待望の文庫化。（佐々木俊尚）

「居場所」のない男、「時間」がない女　水無田気流
「世界一孤独」な男たちと「時限ばかり」の女たち。全員が幸せになる策はあるか――？　社会を分断する溝に、気鋭の社会学者が向き合う。（内田良）

他人《ひと》のセックスを見ながら考えた　田房永子
人気の漫画家が、かつてエロ本ライターとして取材した風俗やAVから、テレビやアイドルに至るまで、男女の欲望と快楽を考える。（樋口毅宏）

ファッションフード、あります。　畑中三応子
ティラミス、もつ鍋、B級グルメ……激しくはやりすたりを繰り返す食べ物から日本社会の一断面を切り取った痛快な文化史。年表付。（平松洋子）

9条どうでしょう　内田樹／小田嶋隆／平川克美／町山智浩
「改憲論議」の閉塞状態を打ち破るには、「虎の尾を踏むのを恐れない」言葉の力が必要である。四人の書き手によるユニークな洞察が満載の憲法論！

反社会学講座　パオロ・マッツァリーノ
恣意的なデータを使用し、権威的な発想で人に説教する困った学問「社会学」の暴走をエンターテインメントな議論で撃つ！　真の啓蒙は笑いから。

日本の気配　増補版　武田砂鉄
「個人が物申せば社会の輪郭はボヤけない」。最新の出来事にも、解決されていない事件にも粘り強く憤る。その後の展開を大幅に増補。（中島京子）

狂い咲け、フリーダム　栗原康編
国に縛られない自由を求めて気鋭の研究者が編む。大杉栄、伊藤野枝、中浜哲、朴烈、金子文子、平岡正明、田中美津ほか。帯文＝ブレイディみかこ

花の命はノー・フューチャー　ブレイディみかこ
移民、パンク、LGBT、貧困層。地べたから見た英国社会をスカッとした笑いとともに描く。200頁分の大幅増補！　推薦文＝佐藤亜紀（栗原康）

ジンセイハ、オンガクデアル　ブレイディみかこ
貧困、差別。社会の歪みの中の「底辺託児所」シリーズ誕生。著者自身が読み返す度に初心にかえるという珠玉のエッセイを収録。

年収90万円でハッピーライフ　大原扁理
世界一周をしたり、隠居生活をしたり。「フツー」に進学、就職してなくても毎日は楽しい。ハッピー思考術と、大原流の衣食住で楽になる。（小島慶子）

ぼくたちは習慣で、できている。増補版　佐々木典士
先延ばししてしまうのは意志が弱いせいじゃない。良い習慣を身につけ、悪い習慣をやめるステップを55に増補。世界累計部数20万突破。（ｐｈａ）

ぼくたちに、もうモノは必要ない。増補版　佐々木典士
23カ国語で翻訳。モノを手放せば、毎日の生活も人との関係も変わる。手放す方法最終リストを大幅増補し、80のルールに！（やまぐちせいこ）

はたらかないで、たらふく食べたい　増補版　栗原康
カネ、カネ、カネの世の中で、ムダで結構。無用で上等。爆笑しながら解放される痛快社会エッセイ。文庫化にあたり50頁分増補。（早助よう子）

半農半Xという生き方【決定版】　塩見直紀
農業をやりつつ好きなことをする「半農半X」を提唱した画期的な本。就職以外の生き方、転職、移住後の生き方として。帯文＝藻谷浩介（山崎亮）

減速して自由に生きる　髙坂勝
自分の時間もなく働く人生よりも自分の店を持ち人と交流したいと開店。具体的なコツと、独立した生き方。一章分加筆。帯文＝村上龍（山田玲司）

自作の小屋で暮らそう　高村友也
好きなだけ読書したり寝たりできる。誰にも文句を言われず、毎日生活ができる。そんな場所の作り方。推薦文＝髙坂勝（かとうちあき）

ナリワイをつくる　伊藤洋志
暮らしの中で需要を見つけ月3万円の仕事を作り、それを何本か持てば生活は成り立つ。ＤＩＹ・複業・お裾分けを駆使し仲間も増える。（鷲田清一）

現実脱出論　増補版　坂口恭平
「現実」それにはバイアスがかかっている。目の前の「現実」が変わって見える本。文庫化に際し一章分「現実創造論」を書き下ろした。（安藤礼二）

自分をいかして生きる　西村佳哲
「いい仕事」には、その人の存在まるごと入ってるんじゃないか。『自分の仕事をつくる』から6年、長い手紙のような思考の記録。（平川克美）

解剖学教室へようこそ　養老孟司

解剖すると何が「わかる」のか。動かぬ肉体という具体から、どこまで思考が拡がるのか。養老ヒト学の原点を示す記念碑的一冊。（南直哉）

考えるヒト　養老孟司

意識の本質とは何か。私たちはそれを知ることができるのか。脳と心の関係を探り、無意識に目を向ける。自分の頭で考えるための入門書。（玄侑宗久）

錯覚する脳　前野隆司

「意識のクオリア」も五感も、すべては脳が作り上げた錯覚だった！　ロボット工学者が科学的に明らかにする衝撃の結論を信じられますか。（武藤浩史）

理不尽な進化　増補新版　吉川浩満

進化論の面白さはどこにあるのか？　科学者の論争を整理し、俗説を覆し、進化論の核心をしめす。アートとサイエンスを鮮やかに結ぶ現代の名著。（養老孟司）

身近な雑草の愉快な生きかた　稲垣栄洋　三上修・画

名もなき草たちの暮らしぶりと生き残り戦術を愛情とユーモアに満ちた視線で観察、紹介した植物エッセイ。繊細なイラストも魅力。（宮田珠己）

身近な野菜のなるほど観察録　稲垣栄洋　三上修・画

『身近な雑草の愉快な生きかた』の姉妹編。なじみの多い野菜たちの個性あふれる思いがけない生命の物語を、美しいペン画イラストとともに。（小池昌代）

身近な虫たちの華麗な生きかた　稲垣栄洋　小堀文彦・画

地べたを這いながらも、いつか華麗に変身することを夢見てしたたかに生きる身近な虫たちを紹介する。精緻で美しいイラスト多数。（小池昌代）

したたかな植物たち　春夏篇　多田多恵子

スミレ、ネジバナ、タンポポ。道端に咲く小さな植物は、動けないからこそ、したたかに生きている！　身近な植物たちのあっと驚く私生活を紹介します。

したたかな植物たち　秋冬篇　多田多恵子

ヤドリギ、ガジュマル、フクジュソウ。美しくも奇妙な生態にはすべて理由があります。人知れず花を咲かせ、種子を増やし続ける植物の秘密に迫る。

野に咲く花の生態図鑑【春夏篇】　多田多恵子

野に生きる植物たちの美しさとしたたかさに満ちた生存戦略の数々。植物への愛をこめて綴られる珠玉のネイチャー・エッセイ。カラー写真満載。

野に咲く花の生態図鑑【秋冬篇】 多田多恵子

寒さが強まる過酷な季節にあえて花を咲かせ実をつける理由とは？ 人気の植物学者が、秋から早春にかけて野山を彩る植物の、知略に満ちた生態を紹介。

花と昆虫、不思議なだましあい発見記 田中肇／正者章子

ご存じですか？ 道端の花々と昆虫のあいだで、驚くべきかけひきが行なわれていることを。花と昆虫のだましあいをイラストとともにやさしく解説。

増補 へんな毒 すごい毒 田中真知

フグ、キノコ、火山ガス、細菌、麻薬……自然界にあふれる毒の世界。その作用の仕組みから解毒法、さらには毒にまつわる事件なども交えて案内する。

熊を殺すと雨が降る 遠藤ケイ

山で生きるには、自然についての知識を磨き、己れの技量を謙虚に見極めねばならない。山村に暮らす人びとの生業、猟法、川漁を克明に描く。

私の脳で起こったこと 樋口直美

「レビー小体型認知症」本人による、世界初となる自己観察と思索の記録。認知症とは、人間とは、生きるとは何かを考えさせる。（伊藤亜紗）

ゴリラに学ぶ男らしさ 山極寿一

自尊心をもてあまし、孤立する男たち。その葛藤は何に由来するのか？ 身体や心に刻印されたオスの進化的な特性を明らかにし、男の懊悩を解き明かす。

ニセ科学を10倍楽しむ本 山本弘

「血液型性格診断」「ゲーム脳」など世間に広がるニセ科学。人気SF作家が会話形式でわかりやすく教える、だまされないための科学リテラシー入門。

増補 サバイバル！ 服部文祥

岩魚を釣り、焚き火で調理し、月の下で眠る――。異能の登山家は極限の状況で何を考えるのか？ 生きることを命がけで問う山岳ノンフィクション。

いのちと放射能 柳澤桂子

放射性物質による汚染の怖さ。癌や突然変異が引き起こされる仕組みをわかりやすく解説し、命を受け継ぐ私たちの自覚を問う。（永田文夫）

イワナの夏 湯川豊

釣りは楽しく哀しく、こっけいで厳粛だ。日本の川で、また、アメリカで、出会うのは魚ばかりではない、自然との素敵な交遊記。（川本三郎）

禅　鈴木大拙／工藤澄子訳

禅とは何か。また禅の現代的意義とは？　世界的な関心の中で見なおされる禅について、その真諦を解き明かす。（秋月龍珉）

タオ――老子　加島祥造

さりげない詩句で語られる宇宙の神秘と人間の生きるべき大道とは？　時空を超えて新たに甦る『老子道徳経』全81章の全訳創造詩。待望の文庫版！

荘子と遊ぶ　玄侑宗久

『荘子』はすこぶる面白い。読んでいると「常識」という桎梏から解放される。魅力的な言語世界を味わいながら、現代的な解釈を試みる。（ドリアン助川）

つぎはぎ仏教入門　呉智英

知ってるようで知らない仏教の、その歴史から思想的な核心までを、この上なく明快に説く。現代人のための最良の入門書。二篇の補論を新たに収録！

現代人の論語　呉智英

革命軍に参加!?　王妃と不倫!?　孔子とはいったい何者なのか？　論語を読み抜くことで浮かび上がる孔子の実像。現代人のための論語入門・決定版！

日本異界絵巻　小松和彦／宮田登／鎌田東二／南伸坊

役小角、安倍晴明、酒呑童子、後醍醐天皇ら、妖怪変化、異界人たちの列伝。魑魅魍魎が跳梁跋扈する闇の世界へようこそ。挿画、異界用語集付き。

仏教百話　増谷文雄

仏教の根本精神を究めるには、ブッダに帰らねばならない。ブッダ生涯の言行を一話完結形式で、わかりやすく説いた入門書。

武道的思考　内田樹

「いのちがけ」の事態を想定し、心身の感知能力を高める技法である武道には叡智が満ちている！　気持ちがシャキッとなる達見の武道論。（安田登）

仁義なきキリスト教史　架神恭介

イエスの活動、パウロの伝道から、叙任権闘争、十字軍、宗教改革まで――。キリスト教二千年の歴史が果てなきやくざ抗争史として蘇る！（石川明人）

よいこの君主論　架神恭介／辰巳一世

戦略論の古典的名著、マキャベリの『君主論』が、小学校のクラス制覇を題材に楽しく学べます。学校、職場、国家の覇権争いに最適のマニュアル。

生き延びるためのラカン　斎藤環

幻想と現実が接近しているこの世界で、できるだけリアルに生き延びるためのラカン解説書にして精神分析入門書。カバー絵・荒木飛呂彦　（中島義道）

人生を〈半分〉降りる　中島義道

哲学的に生きるには〈半隠遁〉というスタイルを貫くしかない。「清貧」とは異なるその意味と方法を、自身の体験を素材に解き明かす。（中野翠）

私の幸福論　福田恆存

この世は不平等だ。何と言おうと！　しかしあなたは幸福にならなければ……。平易な言葉で生きることの意味を説く刺激的な書。（中野翠）

ちぐはぐな身体《からだ》　鷲田清一

ファッションは、だらしなく着くずすことから始まる。中高生の制服の着崩し、コムデギャルソン、刺青等から身体論を語る。（永江朗）

エーゲ　永遠回帰の海　立花隆

ギリシャ・ローマ文明の核心部を旅し、人類の思考の普遍性に立って、西欧文明がおこなった精神の活動を再構築する思索旅行記。カラー写真満載。

独学のすすめ　加藤秀俊

教育の混迷と意欲の喪失には出口が見えないが、IT技術は「独学」の可能性を広げている。「やる気」という視点から教育の原点に迫る。（竹内洋）

レトリックと詭弁　香西秀信

「沈黙を強いる問い」「論点のすり替え」など、議論に仕掛けられた巧妙な罠に陥ることなく、詐術に打ち勝つ方法を伝授する。

希望格差社会　山田昌弘

職業・家庭・教育の全てが二極化し、「努力は報われない」と感じた人々から希望が消えるリスク社会日本。「格差社会」論はここから始まった！

ことばが劈《ひら》かれるとき　竹内敏晴

ことばとこえとからだと、それは自分と世界との境界線だ。幼時に耳を病んだ著者が、いかにことばを回復し、自分をとり戻したか。

現人神の創作者たち（上・下）　山本七平

日本を破滅の戦争に引きずり込んだ呪縛の正体とは何か。幕府の正統性を証明しようとして、逆に「尊皇思想」が成立する過程を描く。（山本良樹）

戦闘美少女の精神分析　斎藤環

ナウシカ、セーラームーン、綾波レイ……「戦う美少女」たちは、日本文化の何を象徴するのか。「おたく」「萌え」の心理的特性に迫る。（東浩紀）

紅一点論　斎藤美奈子

「男の中に女が一人」は、テレビやアニメで非常に見慣れた光景である。その「紅一点」の座を射止めたヒロイン像とは⁉（姫野カオルコ）

男流文学論　上野千鶴子／小倉千加子／富岡多恵子

「痛快！　よくぞやってくれた」「こんなもの文学批評じゃない！」　吉行・三島など〝男流〟作家を一刀両断にして話題沸騰の書。（斎藤美奈子）

東大で上野千鶴子にケンカを学ぶ　遙洋子

そのケンカ道の見事さに目を見張り「私も学問がしたい！」という熱い思いを読者に湧き上がらせた、涙と笑いのベストセラー。（斎藤美奈子）

夏目漱石を読む　吉本隆明

主題を追求する「暗い」漱石と愛される「国民作家」をつなぐ資質の問題とは？　平明で卓抜な漱石講義十二講。第2回小林秀雄賞受賞。（関川夏央）

増補　サブカルチャー神話解体　宮台真司／石原英樹／大塚明子

少女カルチャーや音楽、マンガ、AVなど各種メディアの歴史を辿り、若者の変化を浮き彫りにした前人未到のサブカル分析。（上野千鶴子）

これで古典がよくわかる　橋本治

古典文学に親しめず、興味を持てない人たちは少なくない。どうすれば古典が「わかる」ようになるかを具体例を挙げ、教授する最良の入門書。

日本語で読むということ　水村美苗

なぜ『日本語が亡びるとき』は書かれることになったのか？　そんな関心と興味にもおのずから応える、折にふれて書き綴られたエッセイ&批評文集。

日本語で書くということ　水村美苗

一九八〇年代から二〇〇〇年代に書かれた漱石や谷崎に関する文学評論、インドや韓国への旅行記など、〈書く〉という視点でまとめた評論&エッセイ集。

思索紀行（上・下）　立花隆

本ではない。まず旅だ！　ジャーナリストならではの鋭敏な感覚で、世界の姿を読者にはっきりとさしだした思想旅行記の名著。

文化防衛論 三島由紀夫

「最後に護るべき日本」とは何か。戦後文化が爛熟した一九六九年に刊行され、各界の論議を呼んだ三島由紀夫の論理と行動の書。（福田和也）

三島由紀夫と楯の会事件 保阪正康

社会に衝撃を与えた1970年の三島由紀夫割腹事件はなぜ起きたのか？　憲法、天皇、自衛隊を論じたあの時代と楯の会の軌跡を追う。（鈴木邦男）

ロシア文学の食卓 沼野恭子

前菜、スープ、メイン料理からデザートや飲み物まで。「食」という観点からロシア文学の魅力に迫る読書案内。カラー料理写真満載。（平松洋子）

どうにもとまらない歌謡曲 舌津智之

大衆の価値観が激動した1970年代。誰もが歌えた「あの曲」が描く「女」と「男」の世界の揺らぎ――衝撃の名著、待望の文庫化！（斎藤美奈子）

中華料理の文化史 張競

フカヒレ、北京ダック等の歴史は意外に浅い。ではそれ以前の中華料理とは？　孔子の食卓から現代まで、風土、異文化交流から描きだす。（佐々木幹郎）

期待と回想 鶴見俊輔

「わたしは不良少年だった」15歳で渡米、戦時下の帰国、戦後50年に及ぶ『思想の科学』の編集……自らの人生と思想を語りつくす。（黒川創）

圏外編集者 都築響一

既存の仕組みにとらわれることなく面白いものを追い求め、数多の名著を生み出す著者による半生とともに「編集」の本質を語る一冊が待望の文庫化。

春画のからくり 田中優子

春画では、女性の裸だけが描かれることはなく、男女の絡みが描かれる。男女が共に楽しんだであろう性表現に凝らされた趣向とは。図版多数。

増補 エロマンガ・スタディーズ 永山薫

制御不能の創造力と欲望で数多の名作・怪作を生んできた日本エロマンガ。多様化の歴史と主要ジャンルを網羅した唯一無二の漫画入門。（東浩紀）

官能小説用語表現辞典 永田守弘編

官能小説の魅力は豊かな表現力にある。本書は創意工夫の限りを尽くしたその表現をピックアップした、日本初かつ唯一の辞典である。（重松清）

ちくま文庫

承認《しょうにん》をめぐる病《やまい》

二〇一六年十二月十日　第一刷発行
二〇二四年　八月五日　第九刷発行

著者　斎藤環（さいとう・たまき）
発行者　増田健史
発行所　株式会社　筑摩書房
東京都台東区蔵前二―五―三　〒一一一―八七五五
電話番号　〇三―五六八七―二六〇一（代表）
装幀者　安野光雅
印刷所　星野精版印刷株式会社
製本所　株式会社積信堂

ISBN978-4-480-43395-4 C0110